Dr. med. Thomas Klein, MSc

Pflanzenkraft für die Frau

Wechselbeschwerden,
Prämenstruelles Syndrom,
Harnwegsinfekte,
schwache Blase & Co.

VdÄ VERLAGSHAUS DER ÄRZTE

Impressum

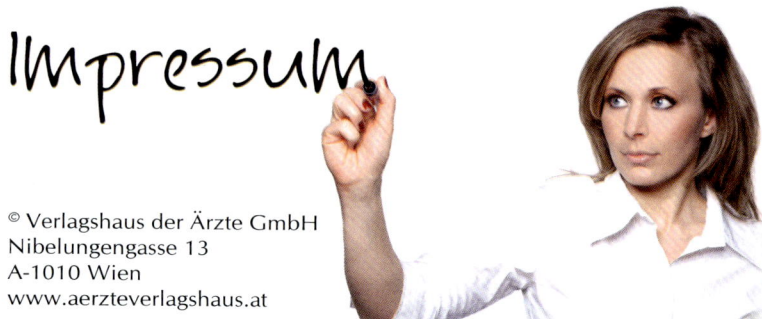

© Verlagshaus der Ärzte GmbH
Nibelungengasse 13
A-1010 Wien
www.aerzteverlagshaus.at

Auflage 2017

Das Werk ist urheberrechtlich geschützt. Die dadurch begründeten Rechte, insbesondere das der Übersetzung, des Nachdrucks, der Entnahme von Abbildungen, der Funksendung, der Wiedergabe auf fotomechanischem oder ähnlichem Wege und der Speicherung in Datenverarbeitungsanlagen, bleiben, auch bei nur auszugsweiser Verwendung, vorbehalten.

Umschlag & Satz: Grafikbüro Lisa Hahsler, 2232 Deutsch-Wagram
Umschlagfoto: Fotolia
Projektbetreuung: Mag. Hagen Schaub
Druck & Bindung: Pátria nyomda Zrt., 1117 Budapest

Printed in Hungary

Wichtiger Hinweis (Haftungsausschluss)
Dieses Buch dient ausschließlich Ihrer Information und ersetzt in keinem Fall eine persönliche Beratung, Untersuchung oder Diagnose durch einen Arzt. Die zur Verfügung gestellten Inhalte können und dürfen nicht zur Erstellung eigenständiger Diagnosen und/oder einer eigenständigen Veränderung oder Absetzung von verschriebenen Medikamenten, sonstigen Gesundheitsprodukten oder Heilungsverfahren verwendet werden. Bitte fragen Sie hierzu immer Ihren Arzt oder Apotheker!
Die Inhalte dieses Buches sind sorgfältig erarbeitet und wissenschaftlich fundiert. Dennoch kann keine Gewährleistung für die Vollständigkeit, Fehlerfreiheit, Genauigkeit und Aktualität der Inhalte gegeben werden.

Aus Gründen der leichteren Lesbarkeit – vor allem in Hinblick auf die Vermeidung einer ausfernden Verwendung von Pronomen – haben wir uns dazu entschlossen, alle geschlechtsbezogenen Wörter nur in eingeschlechtlicher Form – der deutschen Sprache gemäß zumeist die männliche – zu verwenden. Selbstredend gelten alle Bezeichnungen gleichwertig für Frauen.

„Pflanzenkraft" ist voll im Trend

Haben Sie es auch schon bemerkt? Durch die gesellschaftliche Ausrichtung hin zu mehr Naturbewusstsein gewinnt die Behandlung mit pflanzlichen Mitteln an Bedeutung. Zu Recht, denn die Wissenschaft belegt in Studien zunehmend die traditionellen Erkenntnisse, die immer schon in der Volksmedizin von Generation zu Generation weitergegeben wurden. Wird sie richtig eingesetzt, stellt die *Phytotherapie*, wie die Pflanzenheilkunde als Fachausdruck heißt, heute eine ausgezeichnete Ergänzung zur klassischen Schulmedizin dar. Sie hat aufgrund der Sanftheit des Prinzips besonders bei leichten bis mittelgradigen Beschwerden in der Frauenheilkunde ihren festen Platz.

Besonderheiten, die „frau" kennen sollte

Bereits im Mittelalter war weithin bekannt, dass Johanniskraut „Schatten der Seele" vertreiben kann oder der Mönchspfeffer bei Beschwerden in Zusammenhang mit der Menstruation von Vorteil ist. Berichte vom Einsatz heilbringender Pflanzen für die Frau gibt es von Anbeginn geschichtlicher Aufzeichnungen: aus dem Alten Ägypten, aus Griechenland, der Römer- bis hin zur Neuzeit.

Neben dem „Was" war aber über die Jahrhunderte hinweg auch die Frage nach dem „Wie" von Bedeutung. Es gibt im Vergleich zu anderen therapeutischen Methoden nämlich einige Besonderheiten, die es zu beachten gilt. Das trifft in besonderem Maße auch für die pflanzliche Behandlung von geschlechtsspezifischen Problemen zu.

Komplexe Gemische

Grundsätzlich ist es für das Verständnis dieser Behandlungsform wichtig, dass es sich bei Pflanzen um hochdifferenzierte Lebewesen handelt. Daher verwundert es nicht, dass – anders als bei synthetisch erzeugten Arzneimitteln – nicht nur eine einzige Substanz wirkt, sondern für die volle Wir-

Thomas Klein
Pflanzenkraft für die Frau

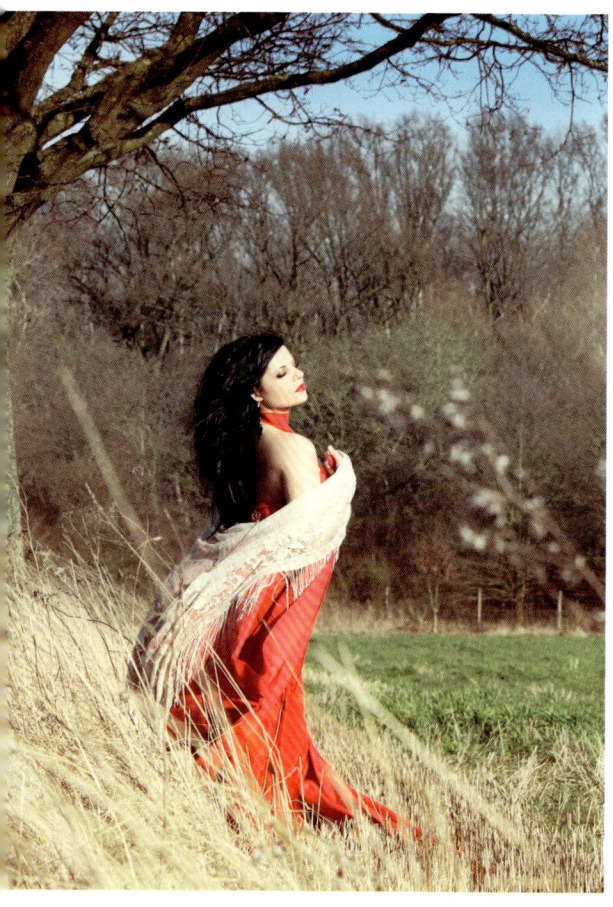

kung der Pflanze ein Wirkstoffgemisch notwendig ist. Dieses gibt sozusagen den Charakter der Pflanze wider. Daraus folgend ist es nicht egal, was mit der Pflanze alles angestellt wird, um ihre Wirkstoffe zu erhalten. So macht es etwa einen Unterschied, ob für die weitere Nutzung alkoholische oder wässrige Flüssigkeiten als Auszugsmittel verwendet werden.

Achten Sie auf die Qualität

Das wichtigste Entscheidungskriterium für Sie sollten Qualitätsmerkmale sein. Eine Zubereitung, sei es Tee, Tinktur, Extrakt, Kapsel oder Tablette, kann nur so gut sein wie das Ausgangsmaterial und die Herstellungsmethoden. Es ist eben so, dass am Ende vor allem die Menge der echten, reinen Wirkstoffe zählt. Und diese kann nur hoch sein, wenn beste Pflanzen verwendet werden und die Herstellungsprozesse qualitätsgesichert sind. Erkundigen Sie sich zum Beispiel nach der genauen Pflanzenart und dem Herkunftsland eines Tees: Unter welchen Bedingungen wurde er angebaut, geerntet, getrocknet, verpackt? Da lässt sich schon einiges über die Qualität erfahren und so die besten Produkte finden.

In der Apotheke

Genau wie beim Tee sollten Sie grundsätzlich bei allen fertigen Produkten – seien es Kapseln, Tabletten oder ähnliche Darreichungsformen – auf hohe Wirkstoffmengen achten. Eine Art „Qualitätssiegel" ist dabei die Bezeichnung „Pflanzliches Arzneimittel", die Sie auf Packungen und in der beiliegenden Gebrauchsinformation finden. Denn dieser Ausdruck weist nach, dass das Produkt auf streng kontrollierte Weise produziert wurde, wie es eben das Arzneimittelgesetz vorschreibt. Man ist hier auf der sicheren Seite, was Herstellung und Qualität betrifft. Die Menge der verwendeten Pflanzenstoffe ist angeführt und standardisiert, Sie erhalten also immer die gleichen garantierten Mengen. Pflanzliche Arzneimittel werden nur in der Apotheke abgegeben.

Bei Nahrungsergänzungsmitteln, von denen es ebenfalls sehr hochwertige gibt, sollten Sie neben den von der Wissenschaft empfohlenen Wirkstoffmengen vor allem darauf achten, dass das Produkt nach strengen Standards erzeugt wird. Es existieren auch hier entsprechende Zertifikate, die belegen, dass die einzelnen Herstellungsschritte regelmäßig und genau kontrolliert werden. Meist sind diese in Informationsmaterialien zum Produkt angeführt. Auch Arzt und Apotheker können Sie in Qualitätsfragen beraten.

Lassen Sie sich Zeit

Bitte vergessen Sie eines nicht: Um ihre Wirkung zu entfalten, brauchen natürliche Mittel ausreichend Zeit. Es kann als Teil Ihrer Lebensphilosophie gesehen werden, dass Sie, wenn Sie auf die Kraft der Pflanzen vertrauen, nicht schnellen Erfolgen nachrennen, sondern auf Nachhaltigkeit setzen. Die Wirkstoffe der Pflanze greifen auf sanfte Weise harmonisierend in den menschlichen Organismus ein und lindern so Probleme – wie z.B. Hitzewallungen – langsam, aber stetig. Anwendungen über mehrere Wochen und Monate sind in der Phytotherapie keine Seltenheit.

Abschließend sei noch erwähnt, dass Beschwerden, besonders wenn Sie stark sind oder länger andauern, immer ärztlich abgeklärt werden müssen. Auf Basis einer fundierten Diagnose und fachkundigen Betreuung ergeben sich dann auch für Sie selbst die besten und vielfältigsten Optionen für einen Einsatz der *Kraft der Pflanzen*.

Gute Besserung
auf natürlichem Wege
wünscht

Dr. Thomas Klein

Thomas Klein
Pflanzenkraft für die Frau

Inhalt

Wenn die Regel Probleme macht – das prämenstruelle Syndrom (PMS) ... 11
Viele verschiedene Beschwerden – unklare Ursachen 12
Innere Ruhe und die richtige Ernährung sind wichtig 14
Schulmedizinische Methoden 15
Ergänzende Behandlungsformen 15
Die PMS-Therapie mit Pflanzen 17
    Mönchspfeffer (Vitex agnus castus) 17
        Anwendung 20
    Andere pflanzliche Therapien 21

Auch eine Zeit des Wohlfühlens: die Wechseljahre ... 23
So funktioniert die „Regel" 24
Hormonelle Veränderungen rund um die Menopause 26
Die Wechseljahre 26
Das können Sie selbst tun 30
Die Wechseljahre mit Pflanzen besser überstehen 33
    Traubensilberkerze 34
        Anwendung 35
    Isoflavone aus Rotklee und Soja 36
        Anwendung 36

Ein oft wiederkehrendes Leiden: Harnwegsinfekte ... 39
Frauen „bevorzugt" 40
Entstehung 40
Ärztliche Untersuchung und Therapie 41
Das können Sie selbst tun 41
Pflanzen gegen Harnwegsinfekte 44
    Cranberry – rote Frucht mit Power 44
        Anwendung 46
    Kresse, Meerrettich – oft unterschätzte Hausmittel 46
    Nieren- und Blasentees 48

Blasenschwäche muss kein Schicksal sein ... 51
Warum Frauen häufiger betroffen sind 52
Abklärung durch den Arzt ist notwendig 54
Das können Sie selbst tun 54
Beckenstärkende Übungen für zuhause 56
Pflanzenkraft bei schwacher Blase 62
    Steirischer „Arzneikürbis" 62
        Anwendung 64
    Andere Heilpflanzen 65

So machen Sie sich fit — Verdauung und Entgiftung ... 67
Belastungen überall 68
Das können Sie selbst tun 69
Pflanzenkraft für Leber und Verdauung 70
    Mariendistel stärkt die Leber 70
        Anwendung 72
    Artischocke für gute Verdauung 72
        Anwendung 74
Tipps für eine funktionierende Verdauung 74

Rechtzeitig die Bremse ziehen — Stress bis zum Burnout ... 77
Was ist Stress eigentlich? 78
    Dysstress – der „böse" Stress 78
    Eustress – der „gute Stress 79
Ursachen 80
Achten Sie auf Alarmsignale 80
Was passiert im Körper? 80
Die Stressreaktion passt nicht in die heutige Zeit 81
Achtung Burnout-Gefahr 82
Das können Sie selbst tun 82
Pflanzenkraft gegen Stress und Burnoutgefahr 84
    Passionsblume 84
        Anwendung 86
    Melisse 86
        Anwendung 87
    Lavendel 88
    Hopfen 88

Thomas Klein
Pflanzenkraft für die Frau

    Baldrian 88
        Anwendungen 91

Nicht in bester Stimmung – Schatten auf der Seele ... 93
Unterschied „depressive Verstimmung" und „Depression" 94
Das können Sie selbst tun 96
Pflanzenkraft gegen depressive Verstimmung 100
    Johanniskraut 100
        Anwendung 101

Auch morgen noch vital – Best Aging als Lebenseinstellung ... 103
Was passiert beim Altern? 104
Das können Sie selbst tun 104
Pflanzenkraft, um vital zu bleiben 107
    Knoblauch – gut für die Gefäße 107
    Ginseng für den Geist 108
    Rote Weintrauben als Anti-Aging 109
    Tomaten als Zellschutz 110
    Olivenöl hat ungesättigte Fettsäuren 110
Rezepte aus der traditionellen griechischen Küche 110
    Patates Tiganites Me Trimeni Kefalograviera 110
    Feta Psiti – gegrillter/gebratener griechischer Feta-Käse . . . 111
    Piperies Psites Gemistes Me Feta – gegrillte Pfefferoni
    mit Feta gefüllt 112
    Salata Me Tomates. Elies Kai Kapari 112
    Hirtensalat 112
    Oktopus-Salat 114
    Gemista – gefüllte Tomaten und Aubergine 115
    Gefüllte Sardinen 116
    Garides Jouvetsi – überbackene Garnelen 118
    Lamm-Stifado 118

Wie ein Fertigpräparat entsteht ... 121
Primäre und sekundäre Pflanzenstoffe 124

Auf einen Blick von A bis Z ... 127
Welche Pflanzen werden wo eingesetzt? 128

Glossar ... 131

Literatur ... 133

Über den Autor ... 134

Abbildungsnachweis ... 135

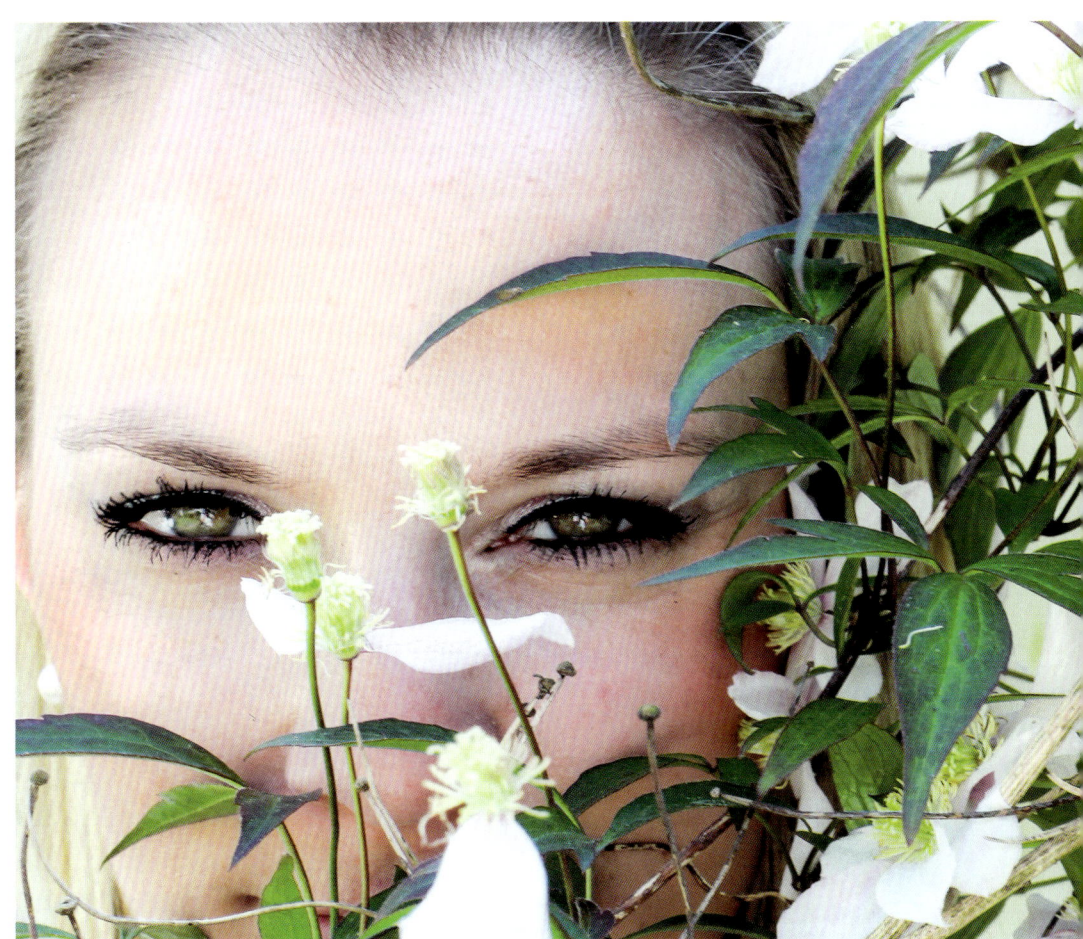

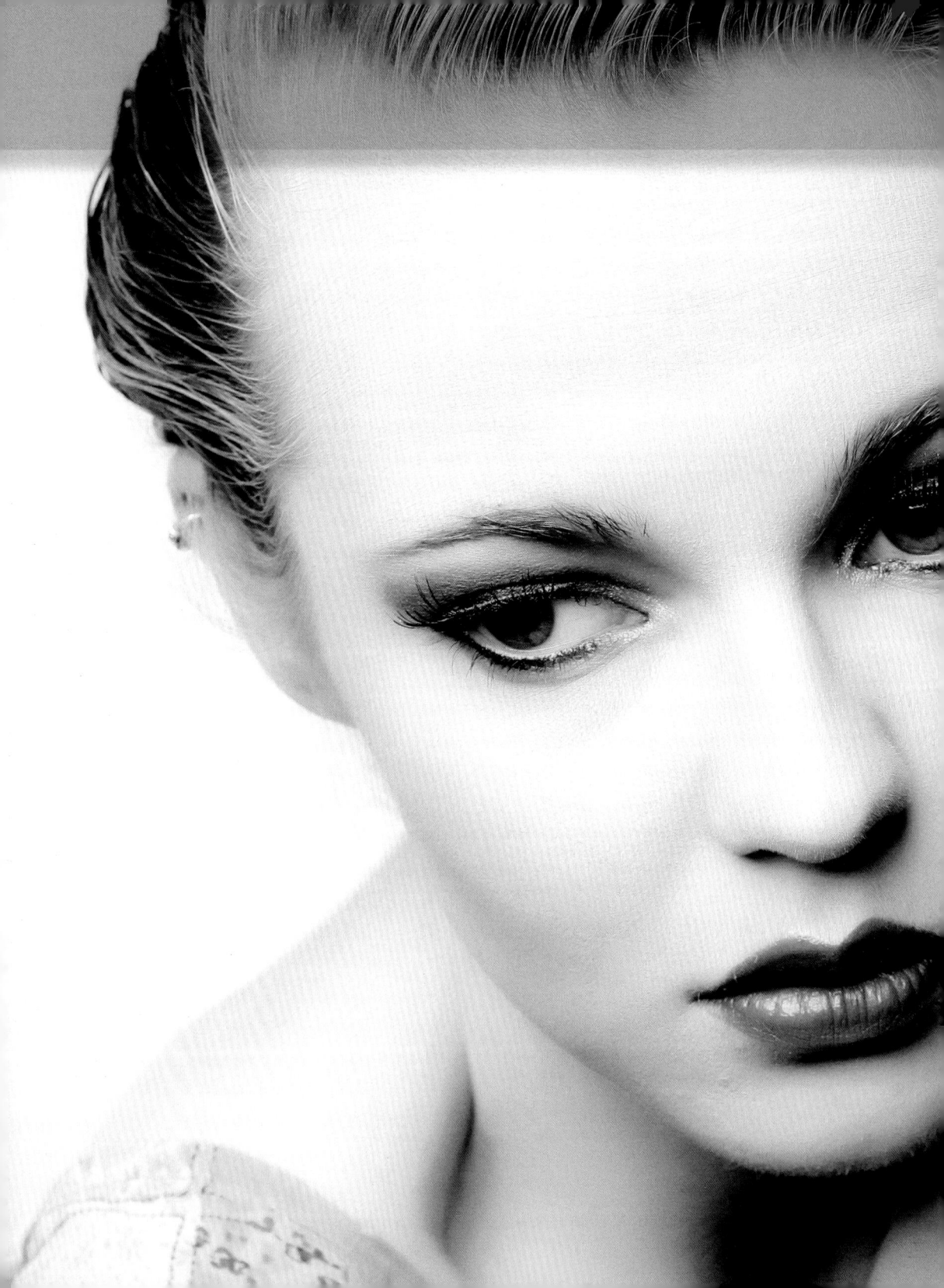

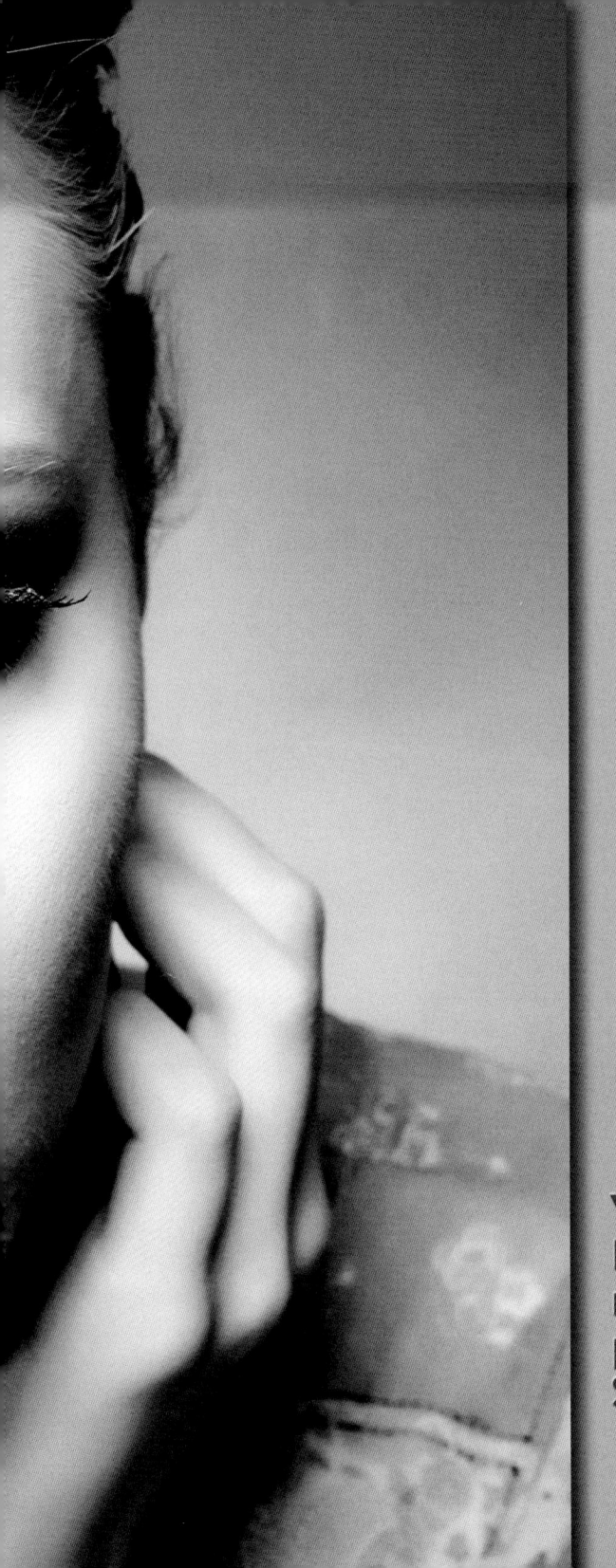

Wenn die Regel Probleme macht – das prämenstruelle Syndrom (PMS)

Thomas Klein
Pflanzenkraft für die Frau

Wenn die Regel Probleme macht – das prämenstruelle Syndrom (PMS)

Viele Frauen kennen das: Einige Tage bis zu zwei Wochen vor Eintritt der Monatsblutung fühlen sie sich einfach nicht wohl. Sie sind besonders reizbar, niedergeschlagen, es sammelt sich Wasser im Gewebe an und die Brust spannt. Nach der Regelblutung sind die Beschwerden meist wieder völlig verschwunden.

Falls auch Sie unter PMS leiden und für Sie und auch Ihre Umgebung die Monatsblutung schon im Vorfeld zu echter Alarmstimmung führt, ist eines gut zu wissen: Sie sind nicht alleine. Schätzungen zufolge sind 30 bis 70 % der Frauen von PMS betroffen. Für manche sind die Beschwerden kaum merkbar, für andere hingegen kann PMS eine Belastung werden. Rund 3 bis 8 % der Frauen sind so beeinträchtigt, dass soziale Kontakte oder auch die Arbeit darunter leiden.

Viele verschiedene Beschwerden – unklare Ursachen

Nicht jede Frau hat die gleichen Symptome. PMS ist sehr vielfältig, was in medizinischer Hinsicht auch die genaue Definition des Begriffes erschwert. Die häufigsten Symptome sind

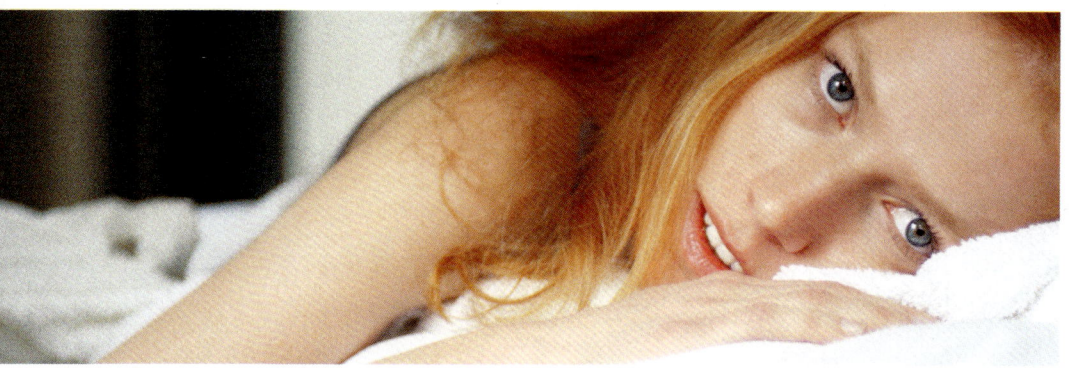

Wenn die Regel Probleme macht – das prämenstruelle Syndrom (PMS)

- Gereiztheit, Unruhe und Aggressivität,
- Niedergeschlagenheit,
- Bauch- und Rückenschmerzen,
- Schwellung und Spannen der Brust,
- Verdauungsbeschwerden und Völlegefühl,
- Gewichtszunahme durch Ödeme, meist in den Beinen,
- Müdigkeit,
- Kopfschmerzen,
- Heißhunger auf Süßes oder Appetitlosigkeit,
- erhöhte Sensibilität auf Reize (Licht, Lärm, Arbeitsdruck etc.),
- Hautausschläge,
- Schlafstörungen.

Trotz Forschung ist die Entstehung von PMS noch nicht restlos geklärt. Auf jeden Fall gibt es mehr als nur einen einzigen Auslöser. Es handelt sich ohne Zweifel um ein sehr komplexes Geschehen, bei dem die Psyche, die Nerven und die Hormone aus dem Gleichgewicht geraten sind. Fest steht, dass sich im natürlichen Rhythmus der Frau in der zweiten Zyklushälfte die hormonelle Situation ändert: Die Produktion von Progesteron nimmt zu, gleichzeitig fallen die Östrogenspiegel ab. Für viele Frauen ist das überhaupt kein Problem. Für andere wiederum ist dieses Auf und Ab des Hormon-

Thomas Klein
Pflanzenkraft für die Frau

spiegels Auslöser von Beschwerden. Deshalb liegt die Vermutung nahe, dass manche Frauen eine gesteigerte Empfindlichkeit selbst auf geringfügige Schwankungen im Hormonhaushalt entwickelt haben.

Innere Ruhe und die richtige Ernährung sind wichtig

Eine vererbte Veranlagung kann die Entstehung von PMS begünstigen, daran lässt sich nichts ändern. Aber es gibt andere Faktoren, die Sie durch Anpassung Ihres Lebensstils sehr wohl beeinflussen können:

- **Vermeiden Sie Stress.** Es ist nachgewiesen, dass psychische Belastungen das Auftreten von PMS fördern. Teilen Sie sich Ihre Aufgaben so ein, dass Sie immer nur eine Sache auf einmal machen.

- **Schlafen Sie ausreichend.** Guter Schlaf kräftigt und stärkt. Wenn Sie Probleme mit dem Einschlafen haben oder in der Nacht aufwachen, können pflanzliche Mittel helfen – wie etwa Baldrian oder Passionsblume.

- **Machen Sie Bewegung.** Suchen Sie sich eine Sportart oder ein Hobby, das Ihnen Freude macht, damit Sie auch dranbleiben. Merkspruch: „Regelmäßig" ist „gut für die Regel".

- **Hören Sie zu rauchen auf.** Die Stoffe im Zigarettenrauch sind Gift für den Organismus. Unter ihren zahlreichen schädlichen Wirkungen findet sich auch ein negativer Einfluss auf Fruchtbarkeit und Menstruation.

- **Achten Sie auf Ihre Ernährung.** Für eine normale Monatsblutung ist es notwendig, dass Ihr Körper ausreichend Hormone bilden kann. Mineral- und vitaminstoffreiche Ernährung ist wichtig. So trägt etwa das Vitamin B_6, das in Vollkornprodukten enthalten ist, zur Regulierung der Hormontätigkeit bei. Auch Magnesium wirkt sich entspannend aus.

- **Legen Sie einen PMS-Kalender an.** Tragen Sie Ihre Symptome und besonders auch den Zeitpunkt des Auftretens ein. So kann ein Zusammenhang mit der Regeltätigkeit hergestellt werden, was bei einer Therapie von Vorteil ist.

Schulmedizinische Methoden

Ein geänderter Lebensstil ist schon einmal ein Schritt in die richtige Richtung. Bei schwereren Symptomen, besonders bei ausgeprägten Krämpfen im Unterbauch, sollten Sie auf jeden Fall einen Arzt aufsuchen. Falls eine echte gynäkologische Erkrankung dahintersteckt, muss diese therapiert werden.

Es gibt Medikamente, die bei PMS rein symptomatisch wirken: Schmerzmittel oder krampflösende Mittel etwa. Hingegen mindern einige Hormonpräparate und Kontrazeptiva die PMS-Symptome, indem sie regulierend in den Hormonhaushalt eingreifen. Nicht zuletzt kann bei schweren Formen von PMS auch eine begleitende psychologische Betreuung sinnvoll sein.

Ergänzende Behandlungsformen

Es gibt eine Reihe von komplementärmedizinischen Methoden, die sehr beliebt sind und gute Erfolge zeigen. Dazu gehören

- Entspannungstechniken,
- medizinische Hypnose,
- Yogatherapie,

Wenn die Regel Probleme macht – das prämenstruelle Syndrom (PMS)

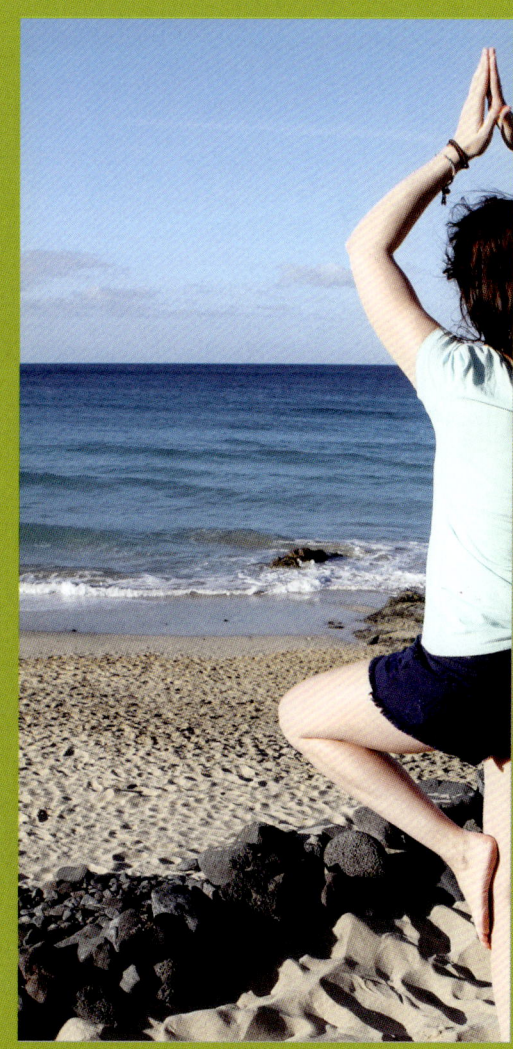

Thomas Klein
Pflanzenkraft für die Frau

- Traditionelle Chinesische Medizin (TCM),
- Akupunktur,
- Homöopathie.

Lassen Sie sich zu den einzelnen Therapieangeboten umfassend beraten. Die Chancen stehen gut, dass etwas für Sie dabei ist.

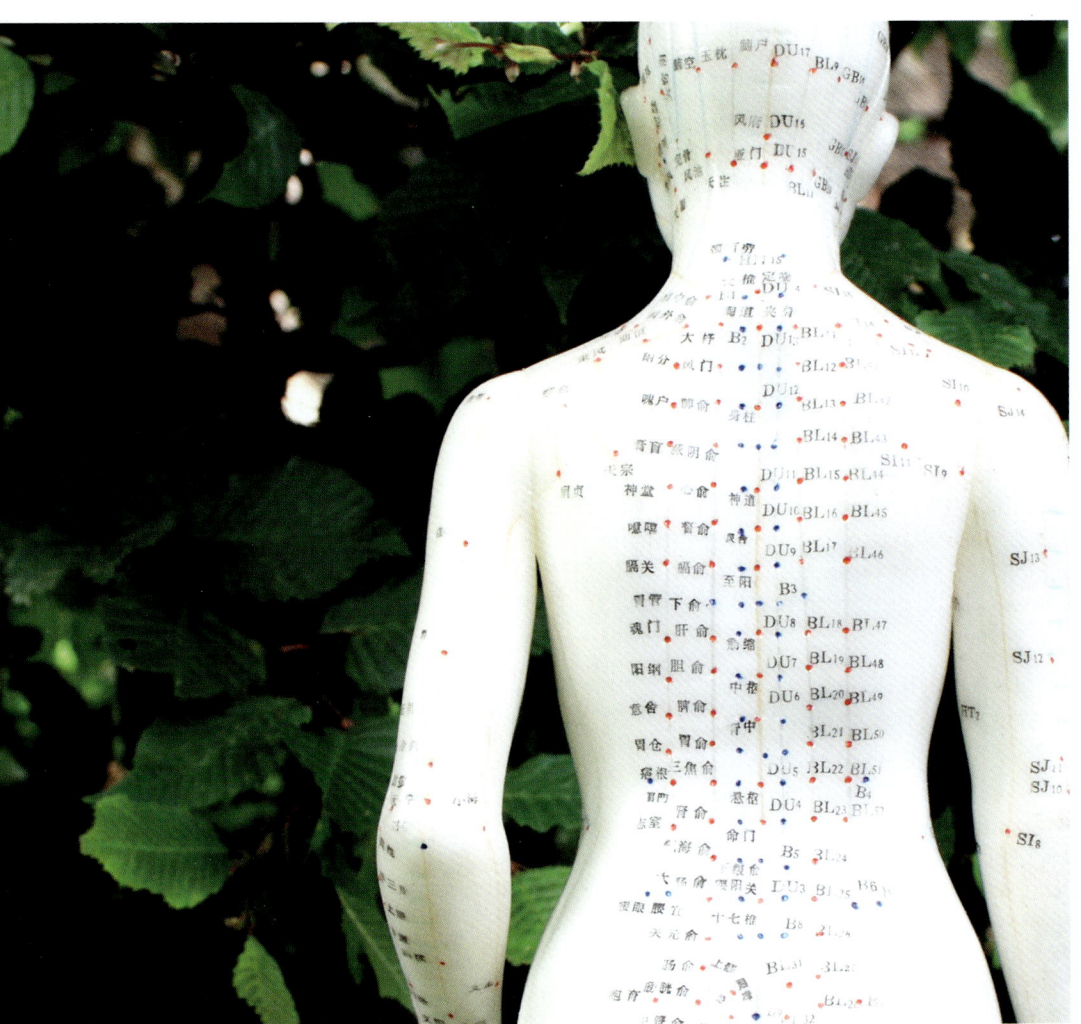

Wenn die Regel Probleme macht – das prämenstruelle Syndrom (PMS)

Die PMS-Therapie mit Pflanzen

Mönchspfeffer (*Vitex agnus castus*)

Schon im Altertum kannte man den Mönchspfeffer und setzte ihn bei kultischen Handlungen ein. So etwa spielte er im antiken Athen eine Rolle bei Fruchtbarkeitsfesten und diente zur Huldigung der Göttin Demeter. Frauen nutzten den Mönchspfeffer damals, um ihre „Lust zu zügeln" und ihre „Keuschheit zu bewahren". Dazu legten sie die Blätter auf ihre Lager und schmückten sich mit den Blüten der Pflanze.

Wesentlich später, im Mittelalter, entstand der deutsche Name „Mönchspfeffer". Denn in den mittelalterlichen Klöstern wurden die Früchte des Strauches als Ersatz für Pfeffer zur Dämpfung des Sexualtriebes (= Anaphrodisiakum) verwendet. Der lateinische Name *Vitex agnus castus* hat wiederum einen Bezug zur Keuschheit, denn *agnus castus* heißt so viel wie *keusches Lamm*. Als Heilmittel wurde der Mönchspfeffer schon damals gegen Unterleibbeschwerden verwendet. Heute ist seine Wirkung vor allem bei Regelbeschwerden,

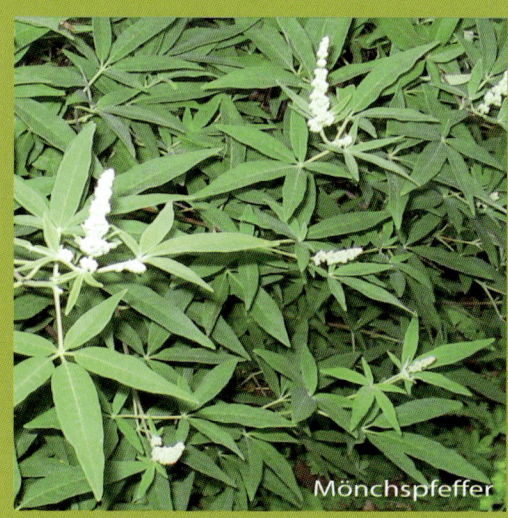
Mönchspfeffer

Thomas Klein
Pflanzenkraft für die Frau

aber auch in den Wechseljahren wissenschaftlich belegt. Auf die Libido, also das Lustempfinden der Frau, hat er keinen nachweisbaren Einfluss. Die Annahme der Antike, dass Mönchpfeffer „keusch" mache, war also reiner Mythos. Im Gegenteil, umfassendes körperliches Wohlbefinden führt meist auch zu einem besseren sexuellen Erleben.

Der Mönchspfeffer ist im gesamten Mittelmeergebiet und in Asien bis nach Nordwestindien verbreitet. Er bevorzugt Flussufer und Küstengebiete. Der Mönchspfeffer wird etwa drei bis fünf Meter hoch und hat hellbraune Zweige. Er bildet kleine blauviolette, rosafarbene oder weiße Blüten in dichten, endständigen Blütenständen. Daraus entwickeln sich kleine, dunkelbraune Früchte. Die Pflanze riecht und schmeckt nach Pfeffer, daher der Name. Die Blütezeit ist von August bis September.

Der Mönchspfeffer enthält eine Vielzahl von sekundären Pflanzenstoffen, die in ihrem Zusammenspiel eine günstige Wirkung bei PMS haben. Die Mischung aus Aucubin, Agnusid, Flavonoiden und ätherischen Ölen hat zum Beispiel Einfluss auf den Hypophysenvorderlappen. Das ist ein Teil des Gehirns, der zahlreiche Hormone bildet. Darunter das sogenannte Prolaktin. Dieses Hormon spielt eine wichtige Rolle in der Schwangerschaft und der Stillzeit, da es die Milchproduktion der weiblichen Brust anregt. Aber auch bei jeder Regelblutung führen steigende Prolaktinspiegel zu einer Veränderung der Brust mit einer vermehrten Ansammlung von Flüssigkeit im Gewebe. So kann ein unangenehmes Spannungsgefühl in den Brüsten auftreten.

Eine der Ursachen für das prämenstruelle Syndrom ist also eine zu hohe Ausschüttung des Hormons Prolaktin. Mönchspfeffer kann diese Prolaktinausschüttung auf sanfte Weise hemmen und vermindert so die PMS-Beschwerden.

Neben der Hypophyse zeigt Mönchspfeffer auch in anderen Systemen des Gehirns Wirkung. Etwa im Dopamin-System, das für die Stimmung besonders wichtig ist. In diesem Teil des Zentralnervensystems bessert Mönchspfeffer Symptome wie Gereiztheit, Motivationsverlust und Antriebslosigkeit. Möglicherweise hat Mönchspfeffer auch einen positiven Einfluss auf andere Rezeptoren: In der spätlutealen Phase kommt

Wenn die Regel Probleme macht – das prämenstruelle Syndrom (PMS)

es nämlich bei der Frau zu einer deutlichen Abnahme zentraler Endorphine, den „Glücksgefühl-Hormonen". Das kann zu depressiven Verstimmungen und Kopfschmerzen führen. Hier scheint der Mönchspfeffer einigen Untersuchungen zufolge den Endor-

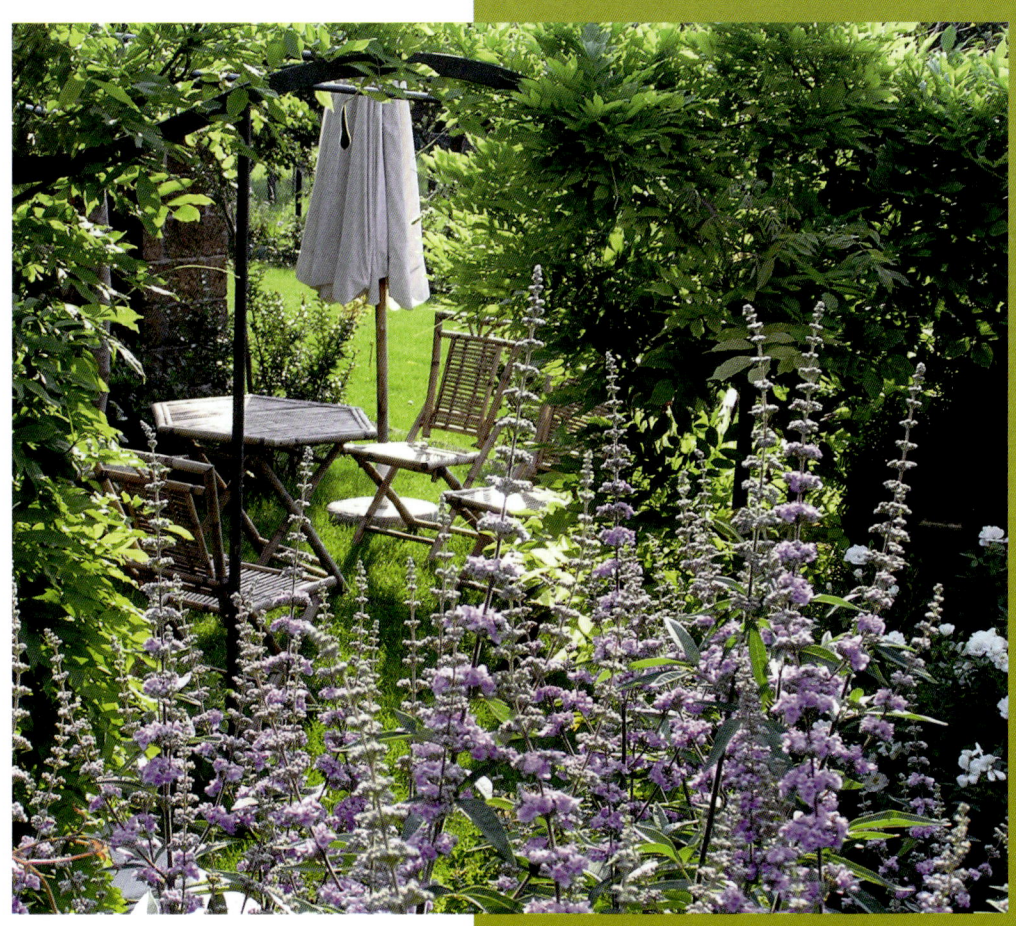

Thomas Klein
Pflanzenkraft für die Frau

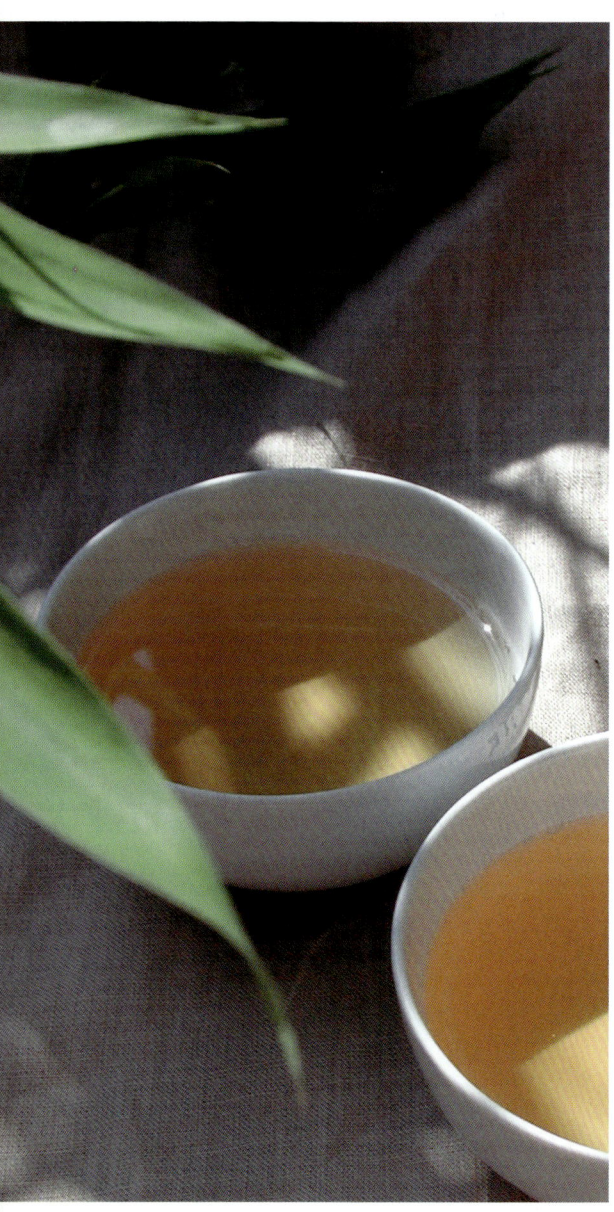

phinspiegel wieder anzuheben, was das Wohlbefinden merklich verbessert.

Der Effekt von Mönchspfeffer gegen PMS wurde in mehreren klinischen Studien bestätigt, es besserten sich sowohl die körperlichen Beschwerden (vor allem schmerzhafte Spannung der Brust) als auch die psychischen Beeinträchtigungen. Einige Arbeiten gaben darüber hinaus Hinweise, dass Mönchspfeffer bei anderen Menstruationsproblemen, z.B. unregelmäßigen oder besonders starken Regelblutungen, aber auch bei unerfülltem Kinderwunsch, helfen kann.

Anwendung

Die rot-braune Frucht der Pflanze, die von September bis Oktober geerntet wird, kommt für medizinische Zwecke zum Einsatz. In der Apotheke finden sich bereits fertig gemischte Tees, aber auch Tinkturen, Kapseln oder Tabletten. Sprechen Sie die Einnahme mit Ihrem Arzt ab.

Damit die Früchte des Mönchspfeffers wirken können, empfiehlt die Fachliteratur 30–40 mg der getrockneten Früchte täglich. Diese Menge kann z.B. über Fertigprodukte bezogen werden. Entsprechende pflanzliche Arzneimittel enthalten einen Extrakt, in dem die Wirkstoffe angereichert vorliegen. Die Einnahme soll gemäß Beipacktext erfolgen.

Erfahrungen zeigen, dass es zwar nicht sofort, aber nach zwei, drei Zyklen zu einer Besserung kommt. Die Behandlung sollte mindestens ein halbes Jahr andauern, falls aus ärztlicher Sicht keine Einschränkungen vorliegen.

Die Verträglichkeit und Sicherheit von Mönchspfeffer sind sehr gut, es gibt kaum Nebenwirkungen. Lediglich in der Schwangerschaft und während der Stillzeit sollte Mönchspfeffer nicht verwendet werden. Auch Kinder unter zwölf Jahren sollen die Pflanze nicht zu sich nehmen.

Andere pflanzliche Therapien

Neben dem Mönchspfeffer, der wohl das bekannteste Mittel darstellt, wird auch das Frauenmantelkraut gegen die Symptome des PMS eingesetzt. Allgemein beruhigend und entspannend wirken zudem Baldrian, Lavendel oder Passionsblume.

Wenn die Regel Probleme macht — das prämenstruelle Syndrom (PMS)

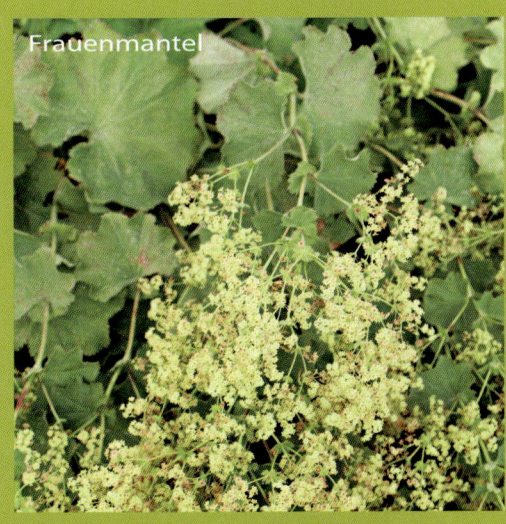
Frauenmantel

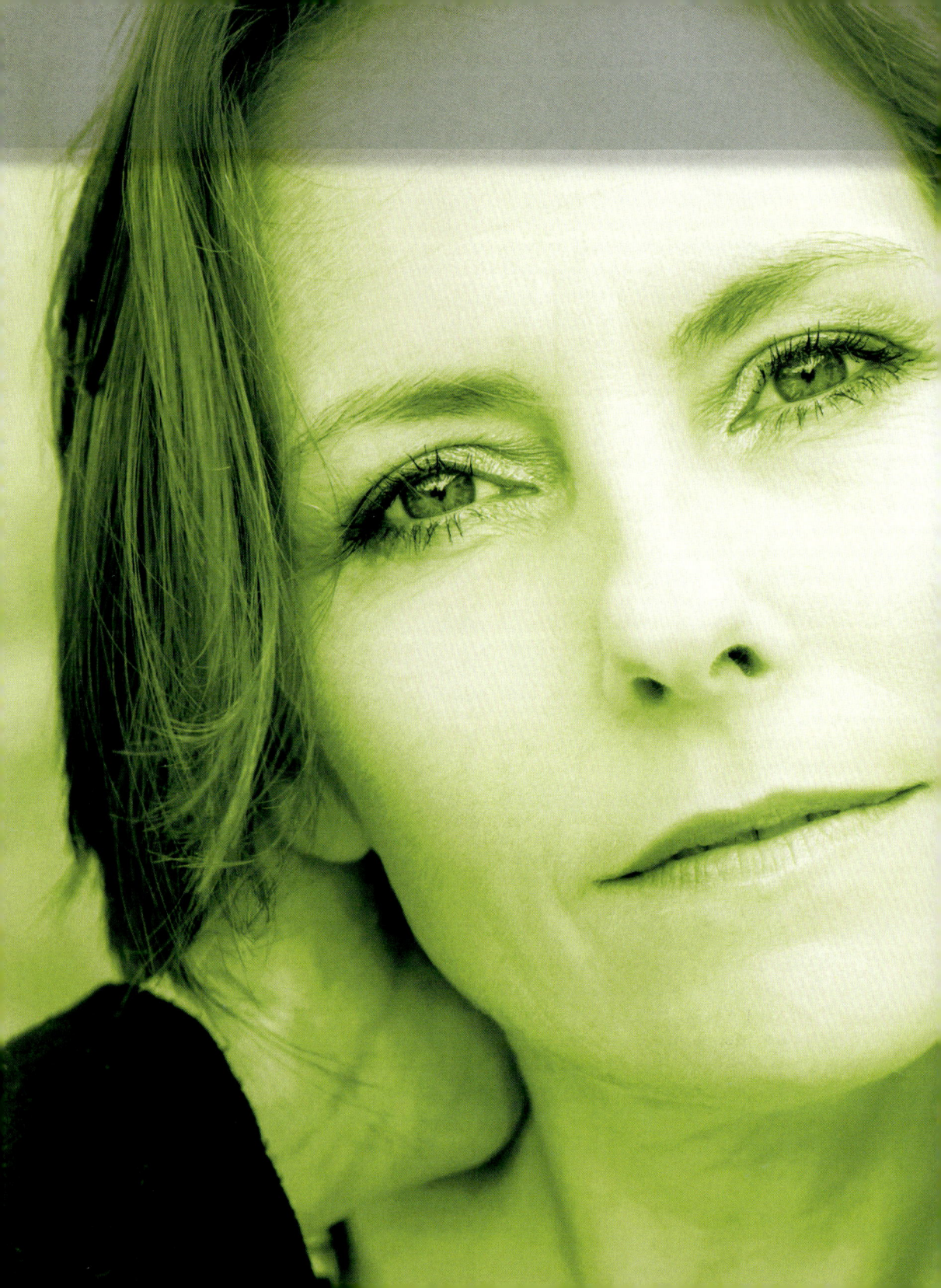

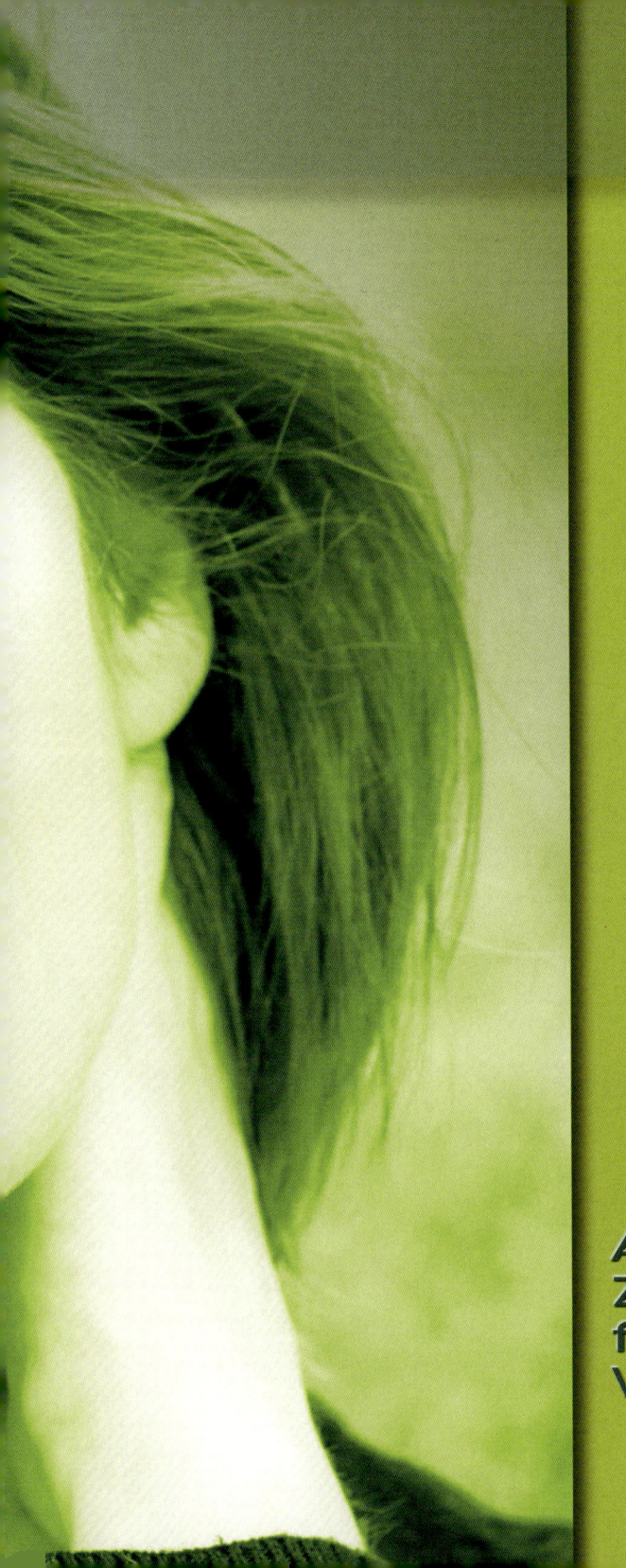

Auch eine Zeit des Wohl-
fühlens: die Wechseljahre

Thomas Klein
Pflanzenkraft für die Frau

Auch eine Zeit des Wohlfühlens: die Wechseljahre

Die Wechseljahre, auch Klimakterium genannt, bezeichnen bei der Frau die hormonelle Umstellung in den Jahren vor und nach der Menopause. Die Menopause ist der Zeitpunkt der letzten Menstruation im Leben einer Frau. Dieses Ereignis tritt ein, weil die Eierstöcke die Hormone Östrogen und Progesteron nicht mehr ausreichend produzieren. Die Zeit vor der allerletzten Monatsblutung wird Prämenopause genannt, die Zeit danach Postmenopause. Wenn eine Frau die Menopause erreicht hat, ist eine natürliche Schwangerschaft nicht mehr möglich.

Während der Prämenopause, also der Zeit in den letzten Jahren vor der Menopause, kann die Menstruation unregelmäßig werden, gelegentlich aussetzen und dann wieder starten. Erst wenn die Regel ein ganzes Jahr ausgeblieben ist, spricht man von Menopause. Das durchschnittliche Alter der Menopause ist das 51. Lebensjahr, aber bei manchen Frauen kann sie bereits mit 40 oder erst mit 55 eintreten.

So funktioniert die „Regel"

Vor den Wechseljahren, also in der fruchtbaren Phase ihres Lebens, reift bei der Frau jeden Monat eine Eizelle in den Ova-

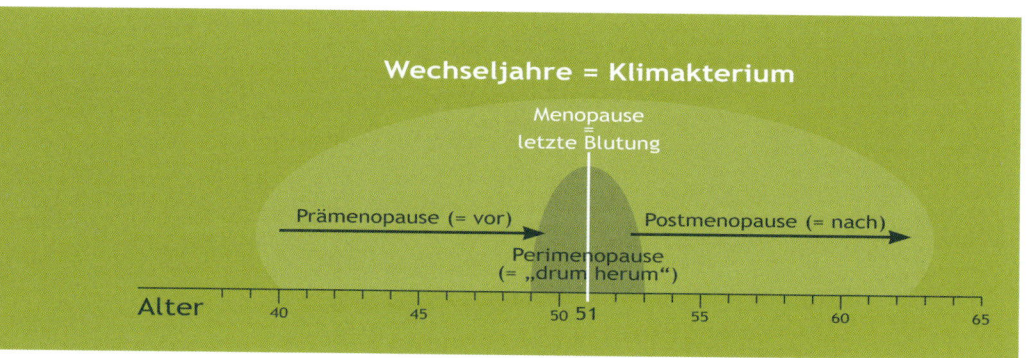

rien unter dem Einfluss des FSH (follikelstimulierendes Hormon) heran. In dieser ersten Hälfte des Zyklus setzen die Eierstöcke vor allem Östrogen frei. Durch das LH (Luteinisierendes Hormon, Gelbkörperhormon), ein Hormon, das wie FSH aus der Hirnanhangsdrüse freigesetzt wird, kommt es zum Eisprung. Danach, in der zweiten Zyklushälfte, produzieren die Ovarien Progesteron, das aus dem Gelbkörper, also dem aufgeplatzten, das Ei umgebenden Follikel, freigesetzt wird.

Auch eine Zeit des Wohlfühlens: die Wechseljahre

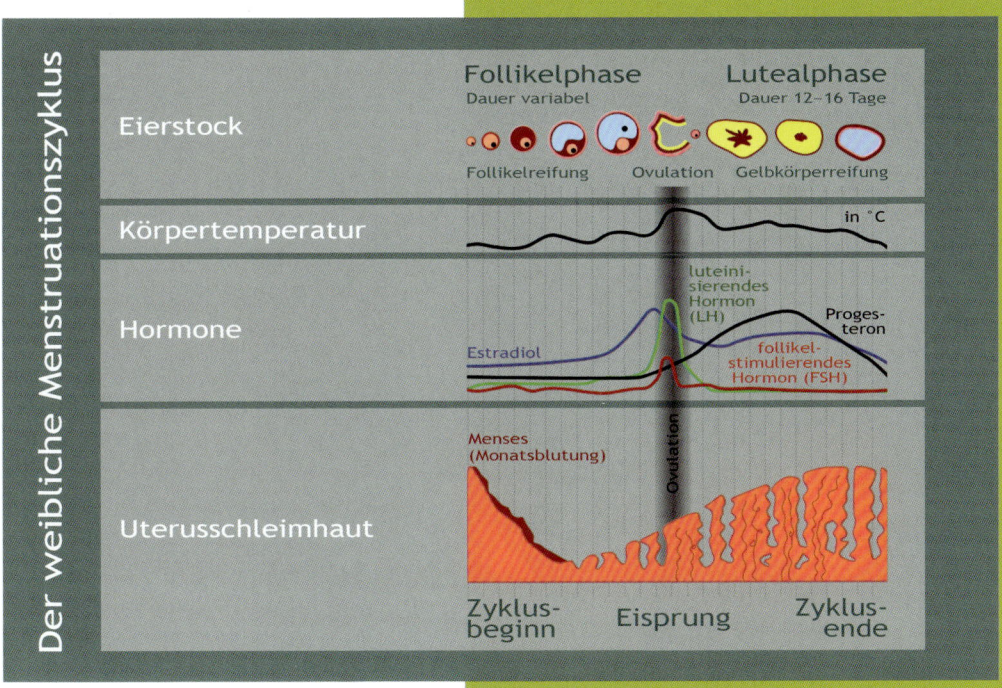

Der weibliche Menstruationszyklus

Thomas Klein
Pflanzenkraft für die Frau

Hormonelle Veränderungen rund um die Menopause

Zwischen Anfang und Mitte Vierzig spüren die meisten Frauen vereinzelt erste Anzeichen einer hormonellen Veränderung. Es kommt hier aber oft noch nicht zu echten körperlichen Beeinträchtigungen. Das ändert sich, sobald die Eierstöcke sozusagen aus dem Takt geraten. Sie reagieren auf die regelnden Hormone der Hypophyse (FSH und LH) nicht mehr so gut. Ein Eisprung findet nicht mehr in jeder Periode statt. Schließlich gibt es überhaupt keinen Eisprung mehr. Ohne den Eisprung kommt es nicht mehr zur Bildung eines Gelbkörpers, daher sinkt der Progesteronspiegel. Die Regelzyklen der Frau werden kürzer. Zugleich ändert sich die Intensität der Blutungen, oftmals sind sie verstärkt. Der Mangel an Progesteron allein führt noch nicht zum völligen Wegfall der Menstruation. Erst wenn später auch die Östrogenproduktion in der ersten Zyklushälfte mehr und mehr ausfällt, bleibt die Regelblutung aus.

Die Wechseljahre

Einige Frauen haben Angst vor den Wechseljahren, da sie viele unangenehme Symptome verursachen können. Wenn auch ein Drittel der Frauen beschwerdefrei bleibt, so haben doch ein Drittel leichte und ein weiteres Drittel sogar starke Beschwerden.

Falls Sie in den Wechseljahren stecken und einige der unangenehmen Begleiterscheinungen am eigenen Körper erfahren, sollten Sie sich eines vor Augen halten: Die Wechseljahre sind eine natürliche Erscheinung und keine

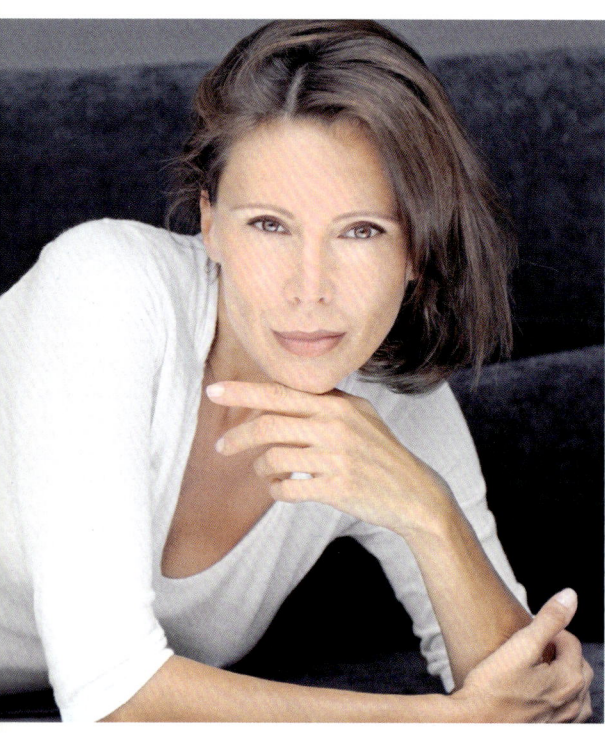

Erkrankung. Das heißt, eine medizinische Therapie ist nur nötig, wenn Sie Ihre Symptome wirklich stören. Gerade bei leichteren Beschwerden sollten Sie an die Kraft der Natur denken und an Heilpflanzen, wie sie weiter unten beschrieben sind.

Jede Frau erlebt die Wechseljahre anders. Einige Symptome sind allerdings typisch für diese Zeit:

- **Unregelmäßige Perioden.** Ihre Perioden können öfter oder seltener kommen, als Sie das gewohnt waren. Auch die Stärke kann schwanken. Gehen Sie allerdings nicht bei ersten Auffälligkeiten Ihrer Regel gleich davon aus, dass Sie in den Wechseljahren sind. Es kann auch andere medizinische Ursachen für Zyklusunregelmäßigkeiten geben. Daher sollten Sie unbedingt mit Ihrem Frauenarzt Rücksprache halten.

- **Hitzewallungen.** Sie sind das häufigste Problem in den Wechseljahren. Typisch sind rote Flecken an Gesicht, Hals, Brust, Rücken und Armen. Das Gefühl aufsteigender Hitze wechselt sich mit Schwitzen und kalten Schaudern ab. Hitzewallungen können drei- bis

Auch eine Zeit des Wohlfühlens: die Wechseljahre

Thomas Klein
Pflanzenkraft für die Frau

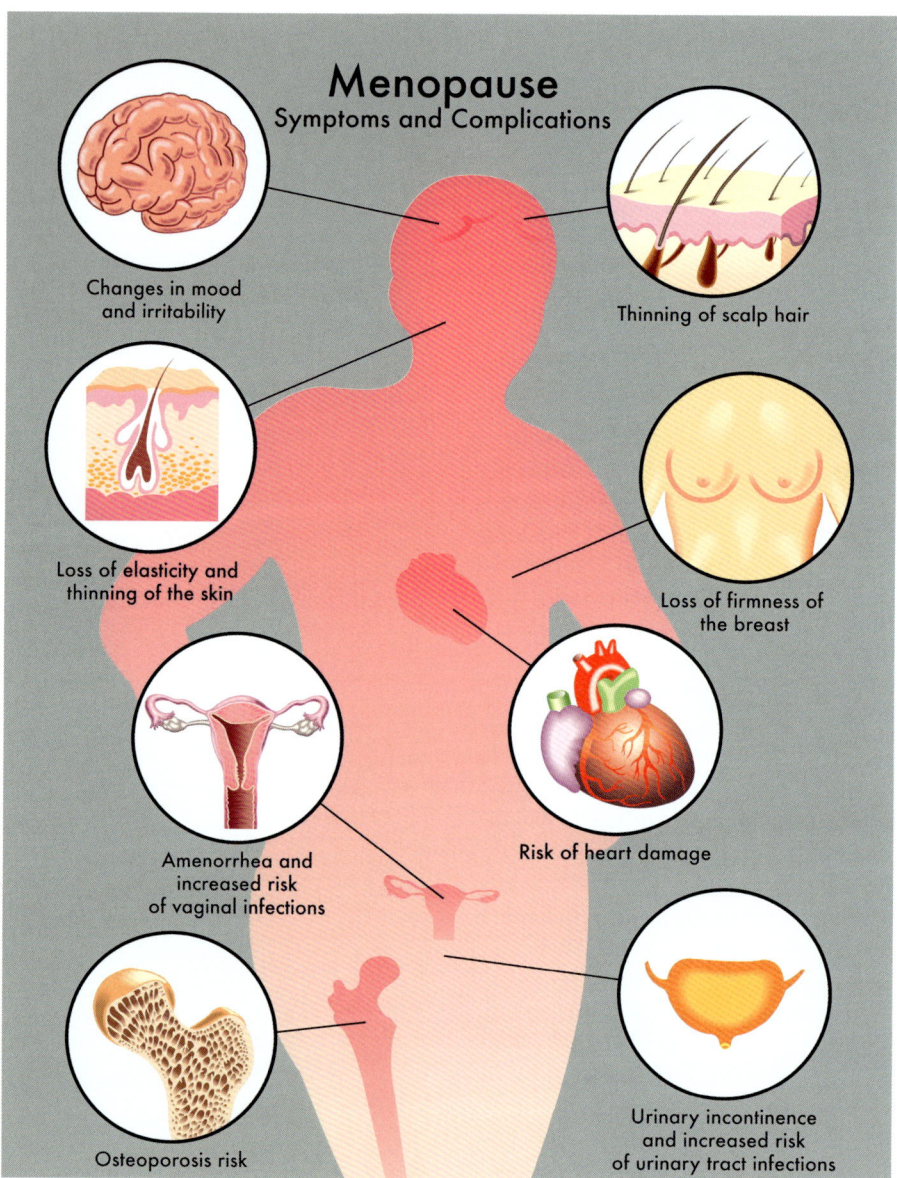

20-mal am Tag vorkommen. Sie dauern meist einige Minuten an, manchmal auch länger. Wie Sie den Hitzewallungen entgegenwirken können, erfahren Sie auf den nächsten Seiten.

- **Probleme mit dem Schlafen.** Möglicherweise schlafen Sie später ein und schlafen auch nur mehr schwer durch, dazu kommt Nachtschweiß. Durch die unzureichende Ruhe nachts sind Sie manchmal auch am Tage müde.

- **Blasen-Problem.** Östrogen trägt zur Gesundheit von Blase und Harnröhre bei. Fällt es ab, können bestimmte Erreger häufiger Infektionen der Harnwege auslösen. Manche Frauen müssen auch öfter auf die Toilette, das wird als Reizblase bezeichnet. Oder sie verlieren aufgrund des schwächer werdenden Blasenbodens Tröpfchen von Urin. Besonders beim Niesen, Husten oder Lachen tritt dieses Phänomen, die sogenannte Stressinkontinenz, gelegentlich auf. Mehr dazu im Kapitel über Blasenschwäche.

- **Stimmungsschwankungen.** Oft kommt es in den Wechseljahren zu Stimmungsschwan-

Auch eine Zeit des Wohlfühlens: die Wechseljahre

Thomas Klein
Pflanzenkraft für die Frau

kungen, schlechter Laune, Gereiztheit oder Weinkrämpfen. Wenn Sie auch zuvor schon Stimmungsschwankungen in den Monatsperioden hatten oder etwa eine starke Niedergeschlagenheit nach der Geburt Ihres Kindes verspürten, könnten Sie hier anfällig sein. Besonders wenn andere Faktoren, wie beruflicher oder privater Stress, hinzukommen, sind Stimmungsschwankungen in dieser Zeit keine Seltenheit.

- **Verändertes Wahrnehmen von Sex.** Manche Frauen fühlen sich nach der Menopause weniger leicht erregt, während andere sich mit ihrer Sexualität sogar wohler fühlen. Wenn Probleme auftreten, betrifft das nicht selten die Scheidenschleimhaut. Die Schleimhäute der Vagina können aufgrund des niedrigeren Spiegels des Hormons Östrogen trockener und dünner werden. Das kann das Erleben von Sexualität beeinträchtigen, aber auch zu häufigeren Scheideninfektionen führen. Scheuen Sie sich nicht, das Thema bei Ihrem nächsten Arztbesuch anzusprechen.

- **Osteoporose.** Die Knochendichte verringert sich nach der Menopause. Im schlimmsten Fall kann das zu Osteoporose führen, mit dünnen Knochen, die zu Frakturen neigen. Lassen Sie in Absprache mit Ihrem Arzt Ihre Knochendichte messen. Eine regelmäßige Messung der Knochendichte nach der Menopause wird empfohlen.

Das können Sie selbst tun

Jede Frau tritt irgendwann in die Lebensphase der Wechseljahre ein. Wichtig sind allgemeine Maßnahmen, um das Wohlbefinden auch in dieser Zeit zu bewahren.

- **Kalorien reduzieren.** Nach der Menopause kommt es durch die hormonelle Umstellung zu Veränderungen im Körper, die Muskeln, Fettgewebe und Gelenke betreffen. Im Allgemeinen neigt Ihr Körper nun dazu, Muskelmasse ab- und Fett aufbauen, besonders im Bauchbereich. Auch das Verhältnis von schlechtem zu gutem Cholesterin wird ungünstiger. Daher sollten Sie bei der Ernährung vor allem die Reduktion von tierischen Fetten anstreben und allgemein nicht zu viele Kalorien, vor allem über gesüßte Getränke, zu sich nehmen. Positiv auf den Fettstoffwechsel wirken sich Omega-3-Fettsäuren aus. Sie helfen dabei, normale Blutfettwerte zu bewahren.

- **Nicht zu viel Süßes.** Zucker kann sich neben der Kalorienbelastung auch negativ auf Hitzewallungen auswirken und wertvolles Magnesium verbrauchen.

Auch eine Zeit des Wohlfühlens: die Wechseljahre

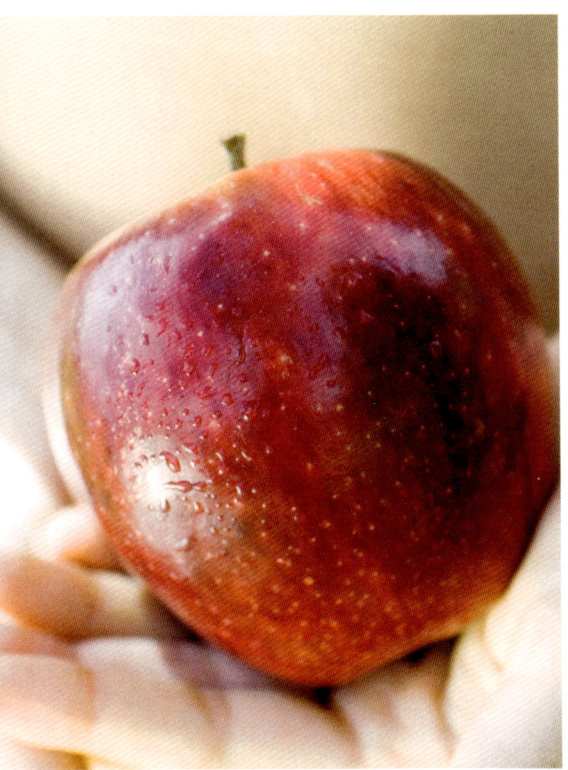

Thomas Klein
Pflanzenkraft für die Frau

- **Salz sollten Sie nur im notwendigen Maße zuführen**, da dieses den Blutdruck und auch die Ausscheidung von Kalzium erhöht.

- **Vitamine spielen eine große Rolle**. Mit zunehmendem Alter wird die Aufnahme über den Darm schwieriger, daher auf ausreichende Versorgung achten! Besonders Vitamin D ist von Bedeutung, es ist für einen gesunden Knochen wichtig. Daher öfter in die Sonne gehen, denn Vitamin D wird durch UV-Licht in der Haut gebildet. In den lichtschwachen Monaten kann die zusätzliche Einnahme von Vitamin D sinnvoll sein – fragen Sie dazu Arzt oder Apotheker.
  Auch sollten Sie ausreichend Kalzium zu sich nehmen, da dieses für den Knochenaufbau gebraucht wird und der Entstehung von Osteoporose entgegenwirkt. Kalzium ist zum Beispiel in (am besten fettarmen) Milchprodukten enthalten.

- **Machen Sie Sport!** Am besten die Sportart, die Ihnen guttut und Ihnen Spaß macht – so bleiben Sie auch länger dran. Ausdauersport (Rad fahren, Laufen, Schwimmen) hilft dem Körper, Temperaturschwankungen und Hitzewallungen besser zu regulieren. In den letzten Jahren ist aber auch immer mehr das Krafttraining, z.B. mit Hanteln oder professionellen Trainingsgeräten, in den Mittelpunkt des wissenschaftlichen Interesses gerückt. Es wurde nämlich entdeckt, dass die Muskeln nicht nur wie Motoren arbeiten, sondern sogar selbst Hormone produzieren können. Diese Myokine genannten Stoffe sind gut gegen Gefäßerkrankungen, Demenz

und Stoffwechselstörungen. Sport beugt außerdem Osteoporose vor und hilft dabei, das Gewicht zu halten, wenn der Energiebedarf des Körpers in der Postmenopause sinkt.

- **Entspannen Sie sich.** Atemübungen und Meditationsmethoden wie Yoga mindern Hitzewallungen und fördern das Wohlbefinden. Das vegetative Nervensystem wird beruhigt, es kommt weniger oft zu Herzrasen und nervösen Zuständen.

- **Stehen Sie zu Ihren Beschwerden.** Hitzewallungen sind nichts, wofür Sie sich schämen müssten. Schweißausbrüche verstärken sich eher noch, wenn Sie deswegen in Aufregung verfallen, da es zusätzlich zur Ausschüttung von Stresshormonen kommt. Versuchen Sie, während einer Hitzewallung ruhig zu bleiben. Atmen Sie tief und gleichmäßig. Meist geht sie dann schneller vorbei.

Die Wechseljahre mit Pflanzen besser überstehen

Wie auch in vielen anderen Bereichen können heilende Pflanzen

Auch eine Zeit des Wohlfühlens: die Wechseljahre

Thomas Klein
Pflanzenkraft für die Frau

einen sehr positiven Einfluss auf den weiblichen Körper und bestehende Beschwerden ausüben. Es gibt zahllose Möglichkeiten, die Kraft der Pflanzen zu nutzen, sei es als Tee, Tropfen, Kapseln oder Tabletten. Sehr wichtig ist dabei aber, keine „Selbstversuche" durchzuführen. Wenn Pflanzen ihre Wirkungen auch auf sehr sanfte, schonende Weise entfalten, sollten Sie sich doch von Arzt oder Apotheker beraten lassen.

Traubensilberkerze

Die zu den Hahnenfußgewächsen gehörende Traubensilberkerze ist in Nordamerika und Kanada heimisch, wo sie zumeist in Wäldern wächst. Sie entspringt aus einem dichten, dunkelbraunen Wurzelstock und kann bis zu zwei Meter hoch werden. Die kleinen weißen Blüten sind in länglichen Trauben angeordnet, die an eine silberne Kerze erinnern. Ihr lateinischer Name *Cimicifuga* rührt daher, dass die Pflanze einen unangenehmen Geruch verströmt, der Insekten und besonders Wanzen (lat. *Cimex = Wanze*) in die Flucht schlägt (lat. *Fuga = vertreibend*).

Bei den nordamerikanischen Indianern war die Traubensilberkerze seit jeher eine geschätzte Heilpflanze. Sie wurde bei vielen Beschwerden eingesetzt, unter anderem zur Geburterleichterung und zur Behandlung krampfartiger Zustände. Nach Europa kam sie im 19. Jahrhundert. Auch hier wurde sie als Heilpflanze eingesetzt, u.a. gegen Erkrankungen des Uterus. Es zeigt sich also über die Jahrhun-

Traubensilberkerze

Auch eine Zeit des Wohlfühlens: die Wechseljahre

derte hinweg, dass die Traubensilberkerze eine starke Wirkung bei Frauenleiden hat.

Früher war man der Meinung, dass die Traubensilberkerze – ähnlich den Isoflavonen – an den Östrogenrezeptoren des Körpers ihre Wirkung entfaltet. Neuere Untersuchungen haben aber gezeigt, dass die Wirkung anders entsteht. Es handelt sich um einen direkten Einfluss auf das Gehirn. Bildlich gesprochen wird der innere Temperaturregler, der für das Temperaturempfinden verantwortlich ist, neu eingestellt. Dadurch kommt es zu weniger Hitzewallungen. Auch Schweißausbrüche können vermindert werden. Die Wirkung ist in zahlreichen Studien belegt worden.

Anwendung

In der Herstellung von alkoholisch-wässrigen Extrakten wird die Dosierung mit etwa 40 mg Traubensilberkerze pro Tag angegeben. Empfehlenswert sind entsprechende pflanzliche Arzneimittel aus der Apotheke. In diesen ist der Wirkstoffgehalt genau abgemessen, was sehr wichtig ist. Regelmäßige Kontrollen beim Arzt, etwa alle sechs Monate, werden empfohlen.

Thomas Klein
Pflanzenkraft für die Frau

Isoflavone aus Rotklee und Soja

Es ist ein schon seit langem bekanntes Phänomen: Japanerinnen und asiatische Frauen generell leiden wesentlich seltener unter klimakterischen Begleiterscheinungen als Frauen in den westlichen Industriestaaten. Interessanterweise gibt es in der japanischen Sprache nicht einmal ein eigenes Wort für Hitzewallungen in den Wechseljahren. Wie Untersuchungen ergeben haben, dürfte der Grund dafür nicht in genetischen Unterschieden, sondern in der sojareichen Ernährung asiatischer Frauen liegen. Soja enthält, ebenso wie Rotklee, große Mengen an sogenannten Isoflavonen.

Isoflavone sind wertvolle natürliche Pflanzenstoffe, die bereits in tausenden Studien untersucht wurden. Der chemische Aufbau ähnelt jenem des weiblichen Sexualhormons Östrogen. Isoflavone werden daher auch als „Pflanzenhormone" bezeichnet, wobei der Ausdruck schlecht gewählt ist, da es sich eben nicht um Hormone handelt.

Isoflavone haben auf sanfte, sichere Weise einen günstigen Einfluss auf die Wechseljahre. In vielen Studien verringerten Isoflavone das Auftreten von Hitzewallungen deutlich. Darüber hinaus zeigten sie auch einen positiven Einfluss auf die Gefäße, die Haut, den Fettstoffwechsel und auf Symptome wie Schlaflosigkeit, Stimmungsschwankungen und Vaginaltrockenheit.

Wie das genau funktioniert? Es gibt auf den Körperzellen verschiedene Arten von Rezeptoren. Diese Rezeptoren sind wie Schlösser, in die nur ein bestimmter Schlüssel passt.

Für das Östrogen gibt es zwei Rezeptoren, die als ER-alpha und ER-beta bezeichnet werden. In den Wechseljahren und danach sorgt der ER-beta-Rezeptor für die Kontrolle des Zellwachstums. Isoflavone binden sich – ganz anders als das Hormon Östrogen – praktisch ausschließlich an diese ER-beta-Rezeptoren. So entfalten sie einen zellschützenden Effekt und lindern zugleich Beschwerden, wie etwa die Hitzewallungen.

Anwendung

Es gibt viele verschiedene Unterarten von Isoflavonen. Im Sinne einer ausgeglichenen Aufnahme können unterschiedliche Isoflavon-Arten in Apothekenpräparaten auch kombiniert vorliegen. So enthält Rotklee die beiden Isoflavone Biochanin A und Formononetin. Die Isoflavone Genistein und Daidzein kommen hingegen vor allem in Soja vor, das auch in einer großen Vielfalt an Nahrungsmitteln verarbeitet wird.

Bei der Anwendung sollten Sie sich von Arzt oder Apotheker beraten lassen. Nahrungsergänzungsmittel mit hoher Qualität sind standardisiert, also auf die genaue Menge ihres Isoflavongehaltes überprüft.

Auch eine Zeit des Wohlfühlens: die Wechseljahre

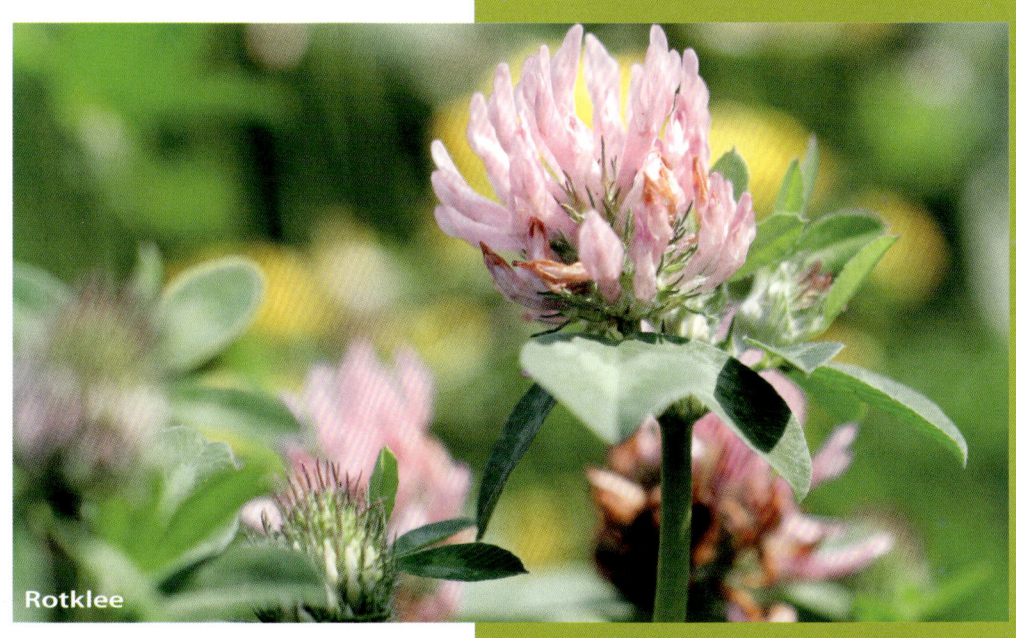

Rotklee

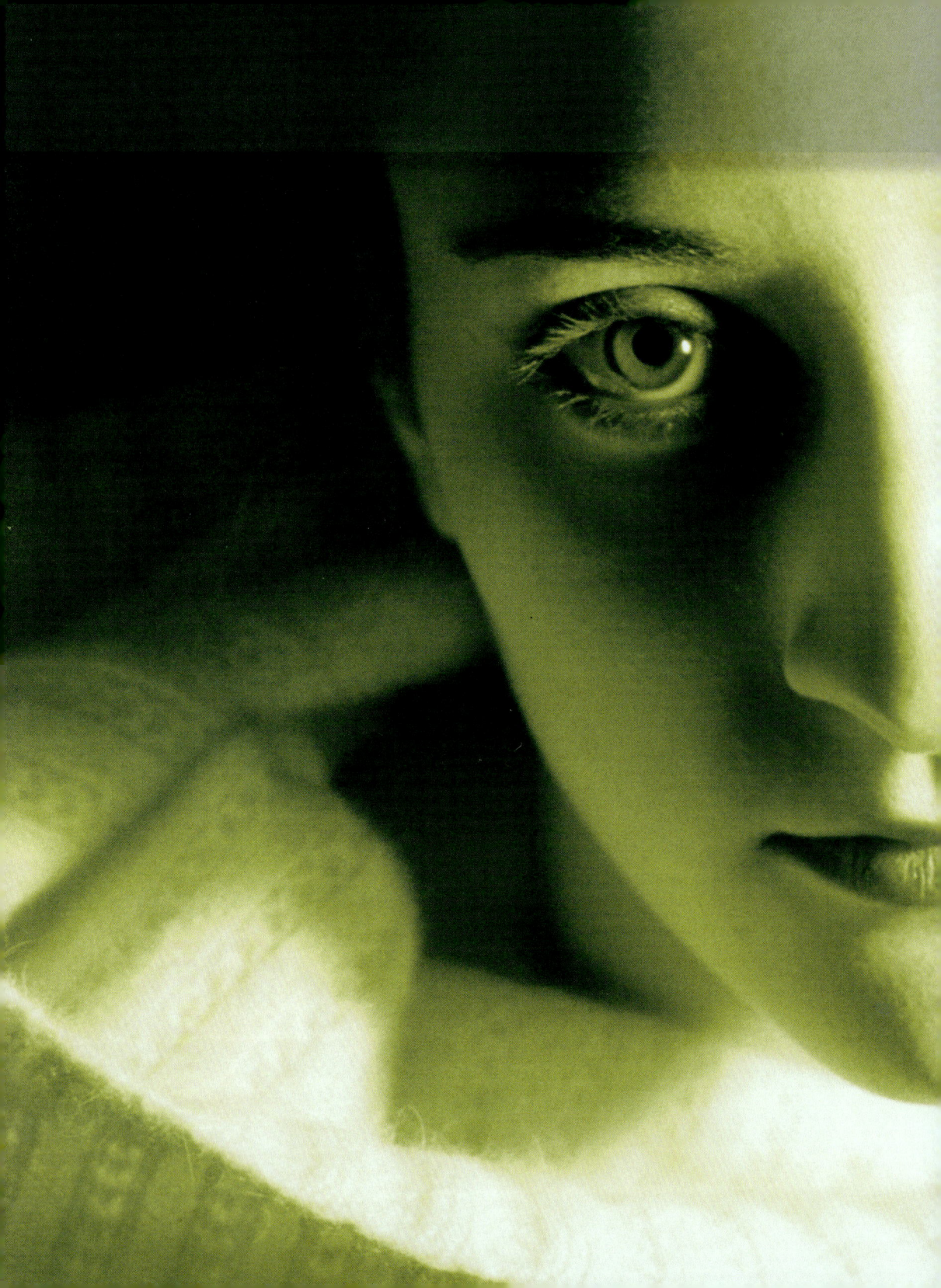

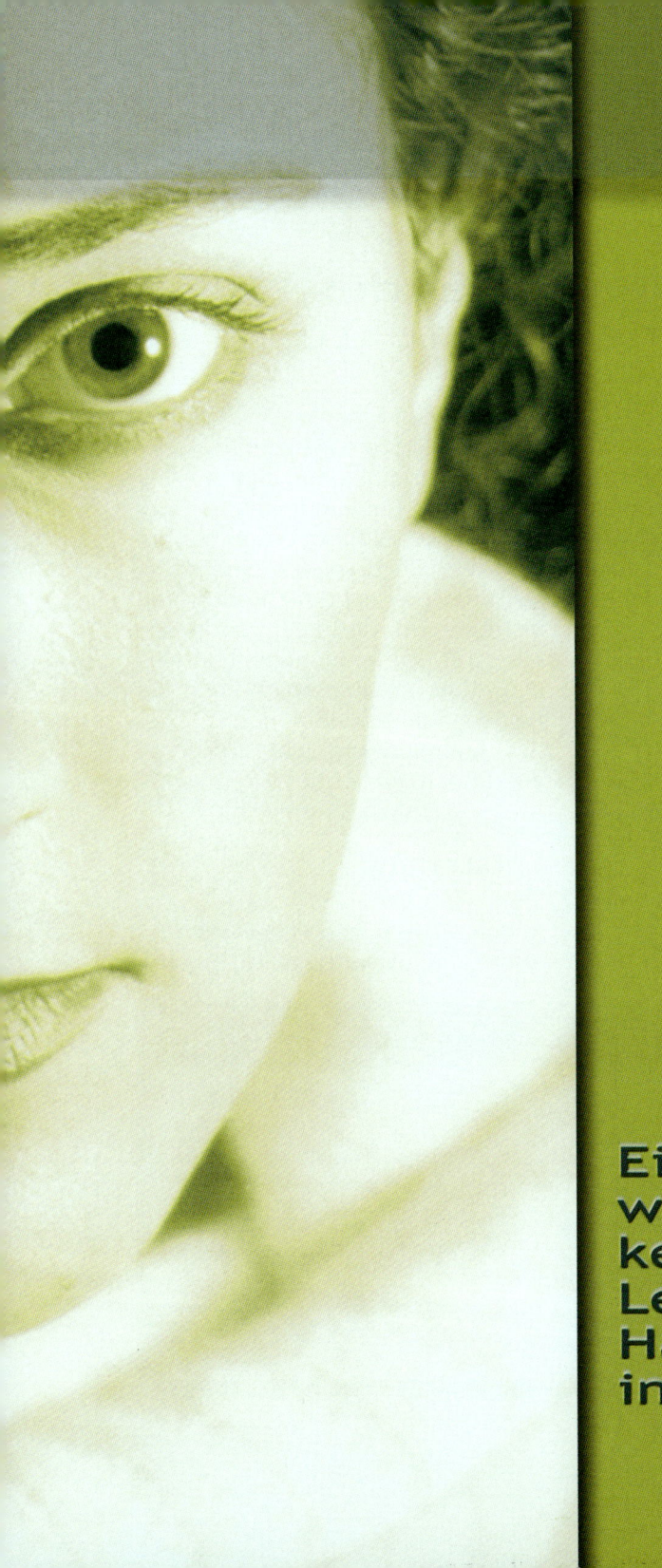

Ein oft wieder-kehrendes Leiden: Harnwegs-infekte

Thomas Klein
Pflanzenkraft für die Frau

Ein oft wiederkehrendes Leiden: Harnwegsinfekte

Vielleicht kennen Sie das: Häufiger Harndrang, brennender Schmerz beim Wasserlassen, Stechen im Unterbauch – schon wieder eine Blasenentzündung! Jede siebente Frau ist mindestens einmal pro Jahr davon betroffen.

Frauen „bevorzugt"

Es gibt mehrere Gründe, warum Frauen – jede zweite macht im Laufe ihres Lebens diese Erkrankung zumindest einmal durch – häufiger von Harnwegsinfekten betroffen sind als Männer. Dazu zählen anatomische Unterschiede. So hat die Frau eine kürzere Harnröhre als der Mann, was Bakterien das Aufsteigen in die Blase erleichtert. Aber auch immunologische und hormonelle Ursachen spielen eine Rolle. Zum Beispiel geht der Verlust von Östrogen in der Postmenopause auch mit empfindlicheren Harnwegen einher. Daher steigt auch bei Frauen mit zunehmendem Alter das Auftreten pro Jahr (Inzidenz) auf rund 20 % der Bevölkerung an.

Entstehung

In den allermeisten Fällen (ca. 95–98 %) sind es aufsteigende Erreger,

Gegenüberstellung weibliches und männliches Becken

Eileiter (Tube)
Eierstock (Ovar)
Gebärmutter (Uterus)
Gebärmutterschleimhaut (Endometrium)
Harnblase
Gebärmutterhals (Zervix)
Kitzler (Klitoris)
Schamlippen
Scheide (Vagina)

Harnleiter (Ureter)
Harnblase
Bläschendrüse
Samenleiter
Spritzkanal
Prostata
Cowperdrüsen
Harnröhre und Samengang
Harnröhrenschwellkörper
Penisschwellkörper
Nebenhoden
Hodensack
Hoden
Eichel

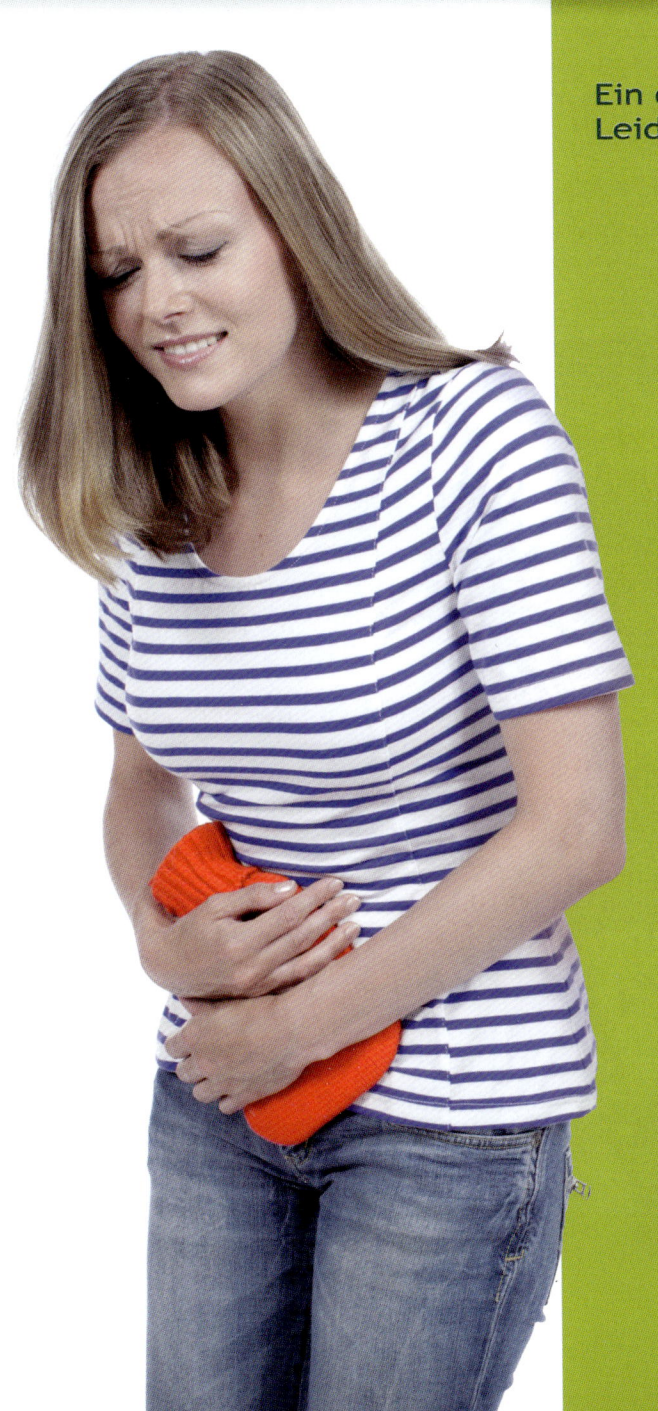

Ein oft wiederkehrendes Leiden: Harnwegsinfekte

Thomas Klein
Pflanzenkraft für die Frau

die von außen über die Harnröhre in Richtung Blase wandern und so einen Infekt auslösen. Diese Erreger – meist Bakterien wie etwa Escherichia coli, kaum Viren – stammen zum Großteil aus der körpereigenen Darmflora. In seltenen Fällen können die Erreger anderswo im Körper sitzen und die Infektion auf dem Blutwege auslösen. Nach dem Eintritt über die äußere Harnröhrenöffnung steigen die Erreger bis in die Blase auf, wo sie eine Blasenentzündung (Zystitis) verursachen. Bei weiterem Aufstieg kann es zu einer Nierenbeckenentzündung, einschließlich der Beteiligung des Nierengewebes selbst (Pyelonephritis), und schließlich zu einer Blutvergiftung (Urosepsis) kommen. Ein Harnwegsinfekt ist also nicht immer harmlos. Gehen Sie bei Harnwegsinfekten daher immer auch zur weiteren Abklärung zu Ihrem Arzt! Besonders wenn Fieber, Schüttelfrost oder Rückenschmerzen eingetreten sind, ist das ein Warnsignal dafür, dass auch die Niere bereits beteiligt ist.

Diese Faktoren machen einen Harnwegsinfekt wahrscheinlicher:

- hormonelle Umstellungen, etwa in und nach dem Wechsel,
- sexuelle Aktivität,
- Diabetes mellitus,
- Verhütungsmittel wie Pille, Spermizide und Pessare,
- höheres Alter,
- Unterkühlung,
- instrumentelle Eingriffe wie Blasenspiegelung und Blasenkatheter,
- Fehlbildungen der Harnwege,
- Funktionsstörungen der Blase mit vermindertem Harnfluss.

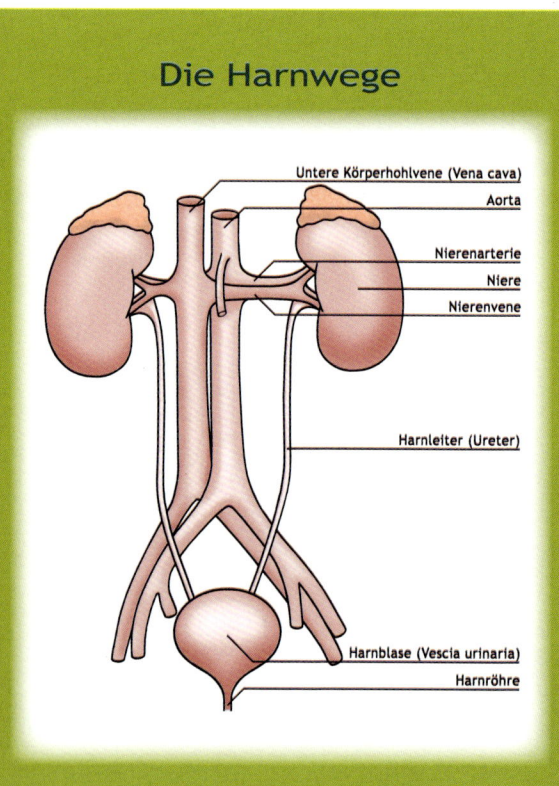

Die Harnwege

Ein oft wiederkehrendes Leiden: Harnwegsinfekte

Ärztliche Untersuchung und Therapie

Oft ist schon nach dem Gespräch zwischen Arzt und Patientin die Diagnose klar. Die Symptomatik einer Harnwegsinfektion ist meist recht typisch. Neben einer genauen Anamnese werden Diagnosemittel zur Untersuchung des Harns herangezogen: So gibt es spezielle Teststreifen, die wichtige Hinweise liefern, oder auch die Harnuntersuchung im Labor. Diese eignet sich für eine genauere Diagnostik und zur Identifizierung des Erregers. Falls notwendig, wird eine antibiotische Therapie gestartet.

Das können Sie selbst tun

Schon bevor Sie einen Harnwegsinfekt erleiden, gibt es eine Reihe ganz einfacher Maßnahmen, die Ihnen helfen, dem Problem vorzubeugen. Besonders bei wiederkehrenden Harnwegsinfekten, also wenn die Erkrankung mehrmals im Jahr auftritt, sind einige Maßnahmen sehr sinnvoll:

- **Trinken Sie ausreichend.** Mindestens zwei Liter pro Tag sind notwendig, um die Niere und die ableitenden Harnwege

Thomas Klein
Pflanzenkraft für die Frau

immer gut durchzuspülen. So können sich weniger leicht Bakterien ansammeln.

- **Unterkühlung meiden.** Halten Sie Unterbauch, Nieren und Füße warm. Achtung: Auch im Sommer kann es zu Unterkühlung kommen. Vor allem dann, wenn nasse Badekleidung nicht rasch gewechselt wird.

- **Abwehrkräfte stärken.** Ein funktionierendes Immunsystem wird mit Erregern leichter fertig und kann sie in Schach halten. Daher auf eine Ernährung achten, die reich an Vitaminen und Spurenelementen ist. Wenn Harnwegsinfekte immer wieder kommen, sollte neben einer erweiterten medizinischen Diagnostik (Ultraschall, Blutabnahme etc.) auch der Vitamin- und Spurenelemente-Status bestimmt werden. Unter Umständen liegt ein Mangel vor, der sich durch eine gezielte Nährstoffzufuhr verbessern lässt.

- **Warten Sie nicht, bis die Harnblase zu 100 % gefüllt ist.** Entleeren Sie Ihre Harnblase öfter und vollständig. So sinkt die Verweildauer von Bakterien im Harn, und die kleinen Schädlinge können sich nicht so gut an der Blasenschleimhaut festsetzen. Empfindliche Personen sollten am besten auch nach dem Geschlechtsverkehr innerhalb von 15 Minuten die Toilette aufsuchen und urinieren.

- **Achten Sie auf die richtige Reinigung nach dem Stuhlgang.** Da – wie erwähnt – der Großteil der Bakterien aus dem Enddarm kommt, ist es für Frauen wichtig, das Toilettenpapier von vorne nach hinten, also von Scheide zu After zu führen und keinesfalls umgekehrt.

Pflanzen gegen Harnwegsinfekte

Cranberry – rote Frucht mit Power

Einer der „Stars" unter den pflanzlichen Mitteln gegen Harnwegsinfekte ist die amerikanische Cranberry (*Vaccinium macrocarpon*), auch „Großfrüchtige Moosbeere" genannt. Ihre ursprüngliche Heimat sind die Hochmoore des östlichen Nordamerikas. Ihr Verbreitungsgebiet reicht von Neufundland in Kanada entlang der Ostküste bis zu den US-Staaten North Carolina, Tennessee und

Ein oft wiederkehrendes Leiden: Harnwegsinfekte

Virginia. Die rosa-weißen Blüten der Cranberry-Pflanze ähneln mit ihren nach hinten gebogenen Kronblättern und den herausstehenden Staubfäden dem Kopf eines Kranichs. Daher nannten die ersten europäischen Siedler, die sich um 1620 an der Ostküste Nordamerikas niederließen, die Pflanze „Crane Berry" (Kranichbeere), was später zu Cranberry verkürzt wurde. Die Cranberry ist mit der heimischen Preiselbeere verwandt, aber nicht identisch.

Die Wirkstoffe der Cranberry, die Proanthocyanidine (kurz PAC), haben eine ganz besondere Eigenschaft: Sie können den Erregern des Infektes – meist Coli-Bakterien aus dem Enddarm – das Leben schwer machen. Und zwar blockieren die wertvollen Pflan-

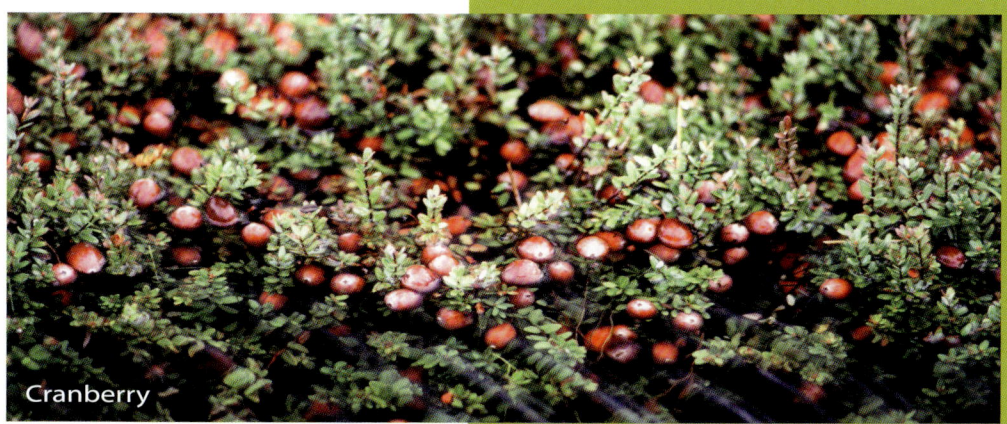

Cranberry

Thomas Klein
Pflanzenkraft für die Frau

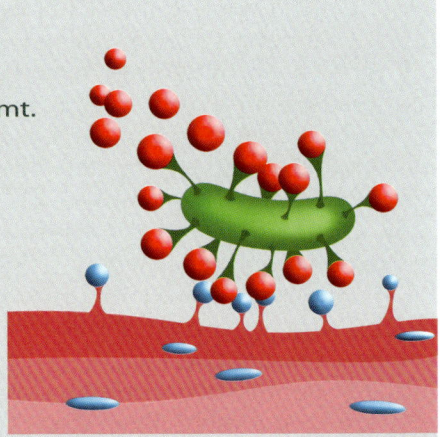

Stoffe der Cranberry besetzen die Andockstellen der E.-coli-Bakterien (rechts), daher werden die Erreger leichter aus der Blase ausgeschwemmt.

zenstoffe die Haftfäden, mit denen sich die Bakterien an der Blasenschleimhaut festhalten. Somit verlieren die Schädlinge den Halt, rutschen ab und werden mit dem Harn ausgeschwemmt.

Studien zeigten, dass besonders Frauen mit wiederkehrenden Harnwegsinfekten von der Cranberry-Einnahme profitieren. Die Wahrscheinlichkeit, wieder einen Harnwegsinfekt zu bekommen, hat sich in diesen Untersuchungen beinahe halbiert.

Anwendung

Cranberry gibt es in verschiedensten Formen, etwa als Saft, Granulat zum Auflösen oder als hoch dosierte Tabletten. Genau zu beachten ist der Gehalt an den oben beschriebenen PAC – sie sollten mindestens 36 mg ausmachen, besser noch mehr. Diese Menge wird von der European Association of Urology als Minimum zur Prävention gegen Harnwegsinfekte empfohlen. Hochwertige Präparate aus der Apotheke sind auf einen gewissen PAC-Gehalt standardisiert. Lassen Sie sich diesbezüglich beraten.

Kresse, Meerrettich – oft unterschätzte Hausmittel

Die Pflanzengruppe der Kreuzblütengewächse (*Brassicaceae*) schützt sich gegen Schädlinge, etwa Raupen, mit scharfen Substanzen, den sogenannten Senfölen. Diese Öle sind als inaktive Senfölglykoside in den Pflanzenzellen verpackt. Sobald die Zellen – etwa durch Insektenbefall – verletzt werden, kommt es zu einer inneren Abwehrreaktion der Pflanze, und die Senföle werden sozusagen „scharf" gemacht. Vielleicht kennen Sie diesen Effekt vom Krenreiben, da können auch schon mal die Augen tränen. Das machen die scharfen Öle. Kren (Meerrettich) gehört,

Ein oft wiederkehrendes Leiden: Harnwegsinfekte

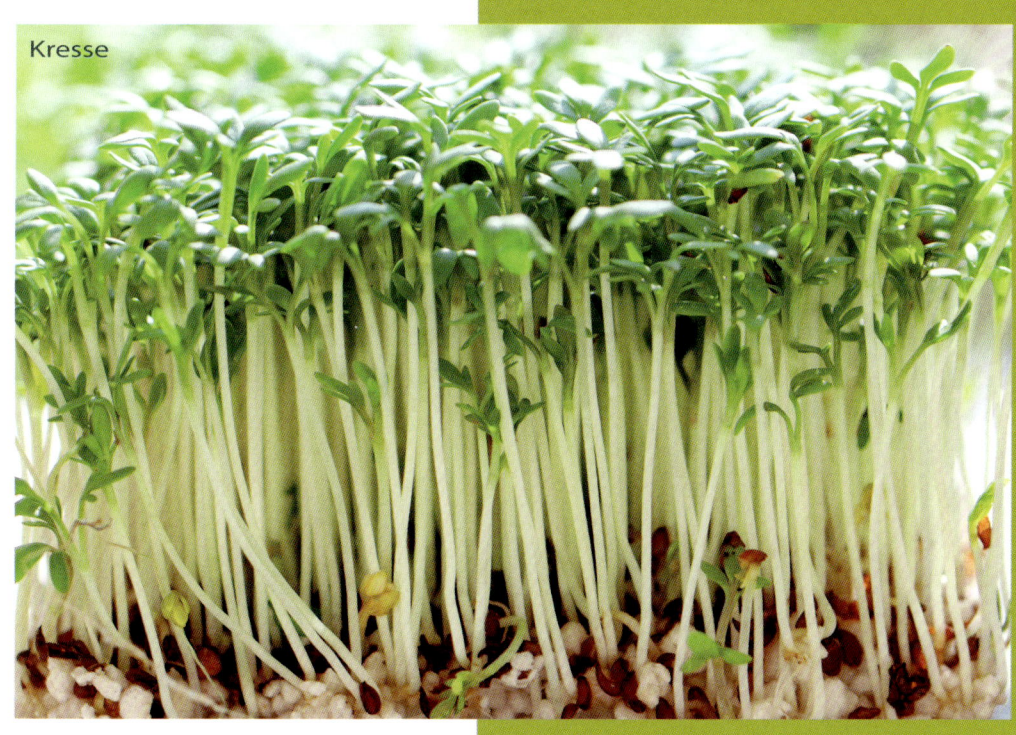

Kresse

Thomas Klein
Pflanzenkraft für die Frau

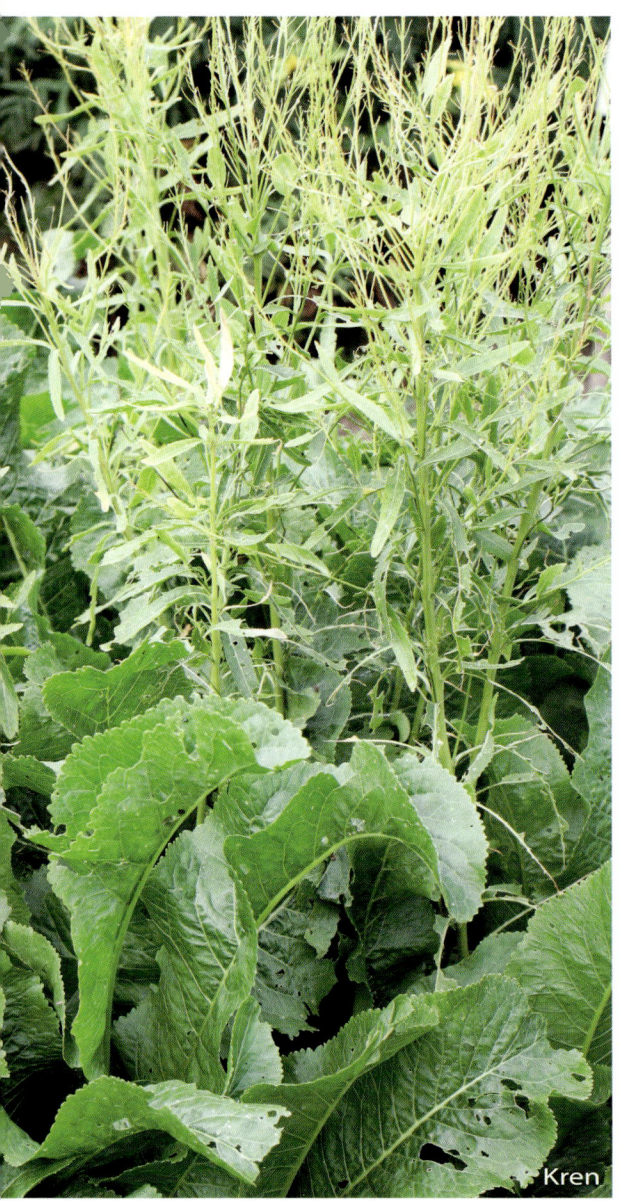
Kren

wie auch verschiedene Kressearten (Brunnenkresse, Kapuzinerkresse), zu den genannten Kreuzblütengewächsen.

Diese scharfen Senföle haben eine antibakterielle Wirkung, wie sich in Versuchen im Reagenzglas gezeigt hat, auch gegen Erreger von Harnwegsinfektionen. Somit gibt es nun auch wissenschaftliche Hinweise, warum Kresse und Kren seit langem als traditionell europäisches Hausmittel gegen Harnwegsinfektionen beliebt sind und seit Generationen eingesetzt werden.

Also: Viel frischen Kren essen und auf die Kresse nicht vergessen, wenn Sie ein Harnwegsinfekt plagt. Es gibt übrigens auch hier Extrakte, die in Apotheken-Präparaten weiterverarbeitet werden.

Nieren- und Blasentees

In speziellen Tees kommt bei Harnwegsinfekten eine beeindruckende Reihe von bewähren Pflanzen zum Einsatz. Dazu zählen Birke, Brennnessel, Schachtelhalm, Goldrute, Bärentraube, Hauhechel, Quecke, Mädesüß, Hagebutte, Süßholz, Wacholder und einige mehr. Teemischungen können vom naturheilkundlich ausgebildeten Arzt rezeptiert werden, die Mischung wird dann in der Apotheke entsprechend abgefüllt. Es gibt auch hochwertige Tees, die fertig in der Apotheke bezogen werden können. Qualitativ gute Tees sind als unterstützende Maßnahme sinnvoll, da diese Tees Nieren und Blase stärken und auch zur wichtigen Flüssigkeitszufuhr beitragen.

Ein oft wiederkehrendes Leiden: Harnwegsinfekte

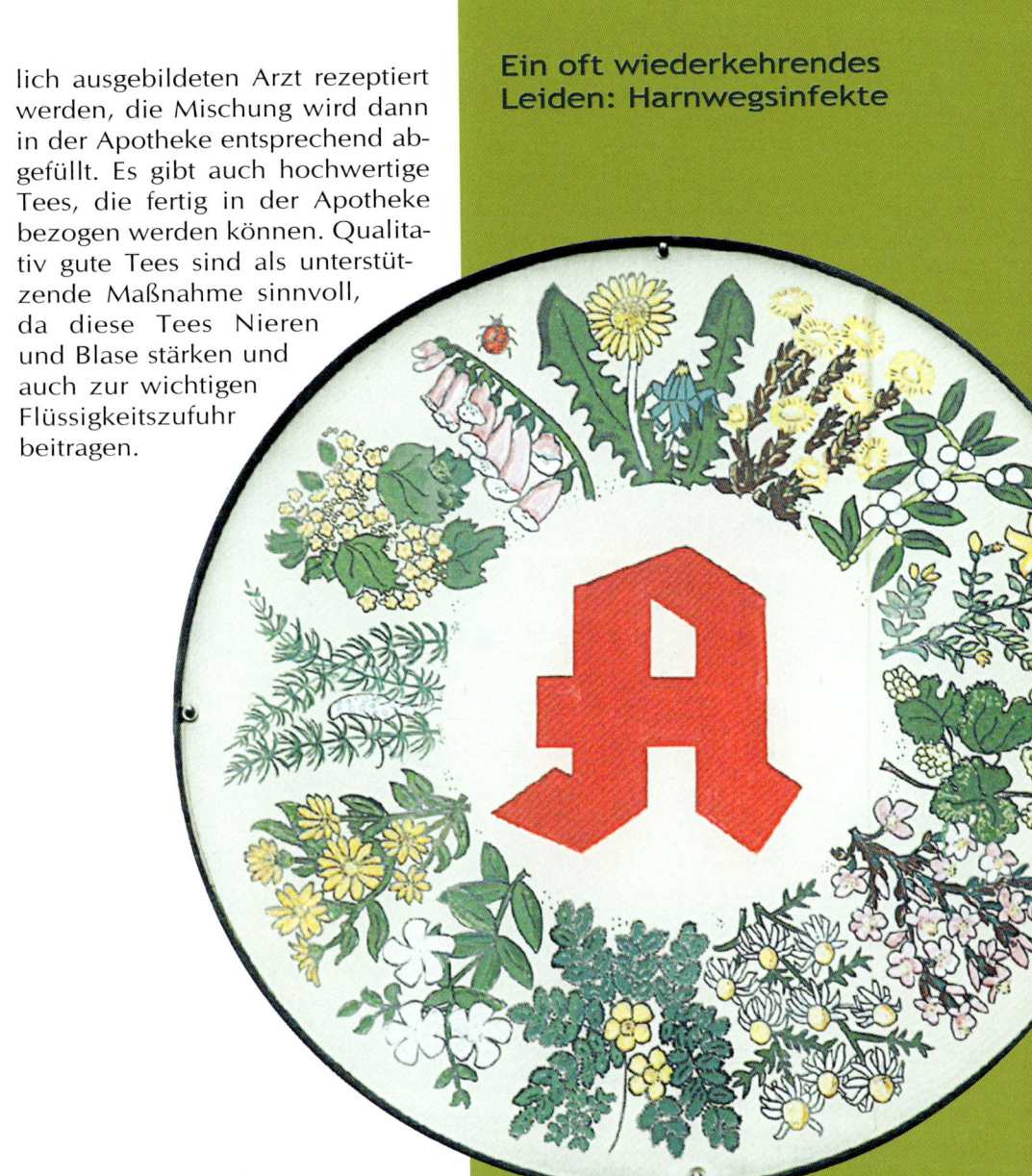

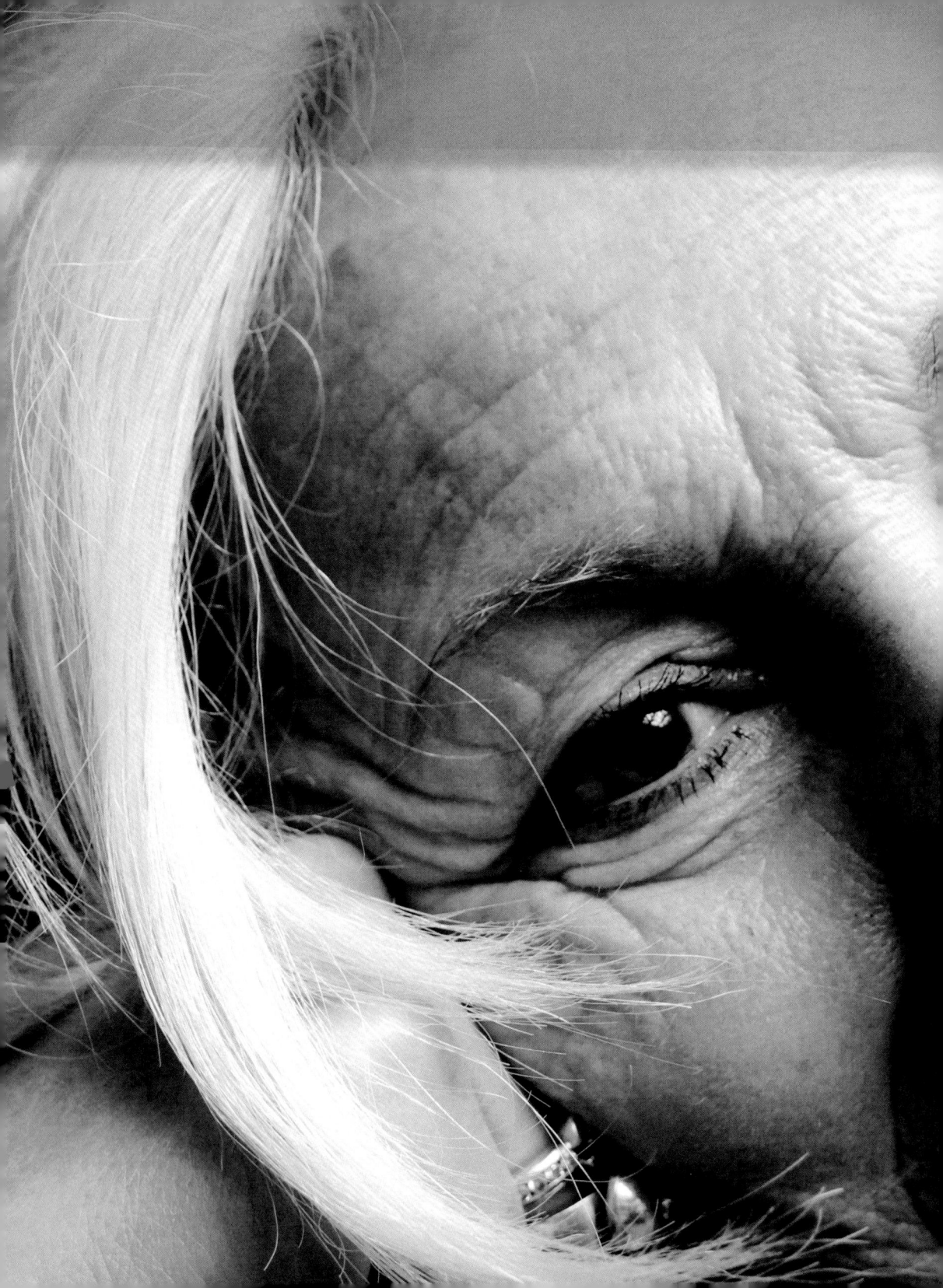

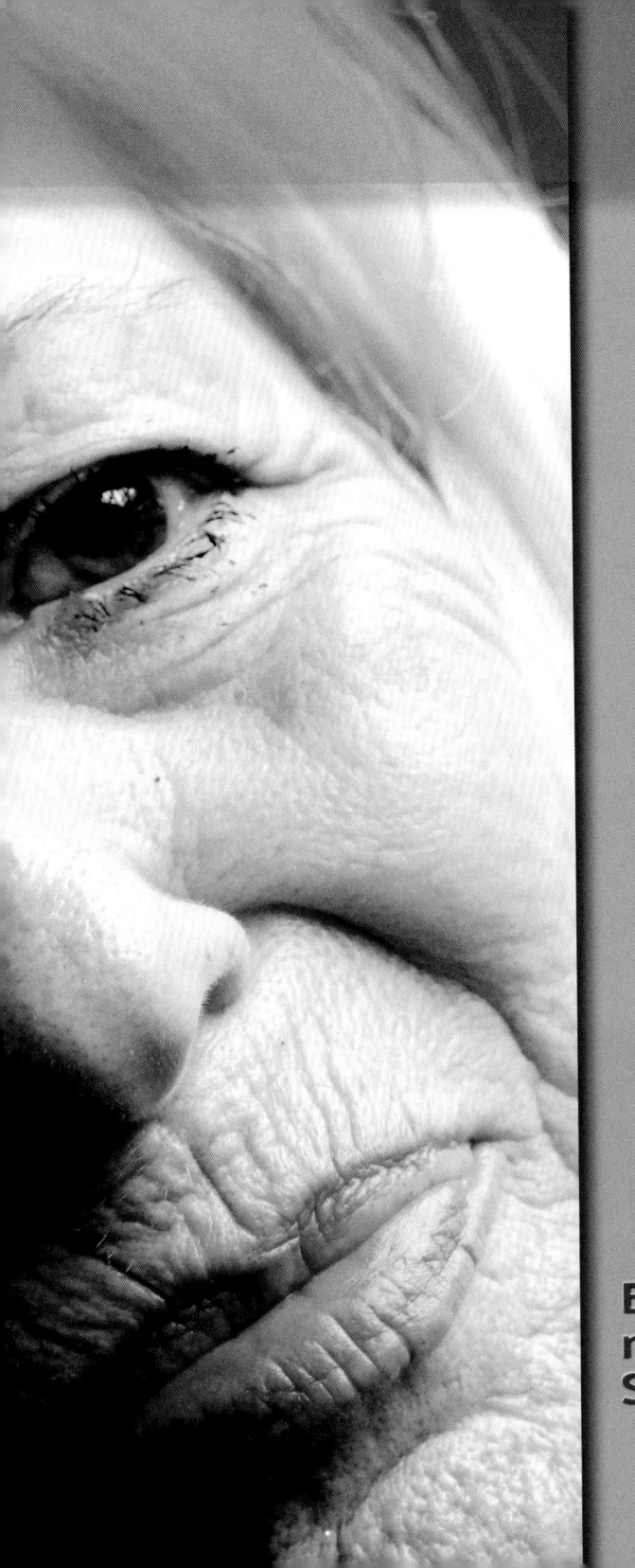

Blasenschwäche
muss kein
Schicksal sein

Thomas Klein
Pflanzenkraft für die Frau

Blasenschwäche muss kein Schicksal sein

Es ist oft ein Tabuthema, doch das Problem ist weit verbreitet: Rund 40 % aller Frauen über 60 Jahre leiden unter Blasenschwäche, auch Harninkontinenz genannt. Zwar sind auch junge Frauen betroffen, nach der Menopause steigt das Risiko aber mit zunehmendem Alter deutlich an. Dass es im Rahmen der Blasenschwäche gelegentlich zum Verlust kleinerer Harnmengen kommen kann, ist auf verschiedene Gründe zurückzuführen. Meist lässt sich jedoch keine schwerwiegende Erkrankung finden. Viel häufiger sind Ursachen wie eine Schwangerschaft, besonders Mehrlingsschwangerschaften.

Warum Frauen häufiger betroffen sind

Frauen sind anfälliger als Männer, da die Stütz- und Haltefunktion des weiblichen Beckenbodens aufgrund des breiteren Beckens sehr viel stärker beansprucht wird. Der weibliche Beckenboden gibt der Gebärmutter Halt. Diese dehnt sich während einer Schwangerschaft um ein Vielfaches aus und drückt mit steigendem Gewicht immer mehr nach unten auf die Beckenbodenmuskulatur. So schwächt eine Schwangerschaft den Beckenboden, doch auch Operationen, Übergewicht und körperliche

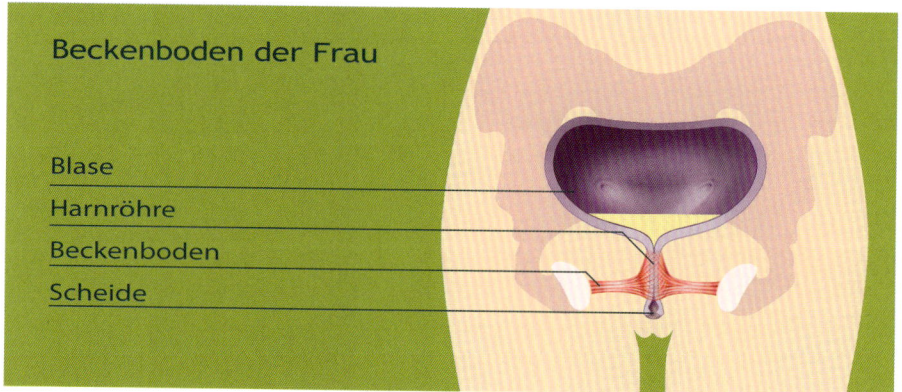

Beckenboden der Frau

- Blase
- Harnröhre
- Beckenboden
- Scheide

Fehlbelastungen verschlechtern den Zustand des Halteapparats dauerhaft. Die Folge kann eine Absenkung der Gebärmutter und anderer Beckenorgane sein. Der Verschlussmechanismus der Blase wird beeinträchtigt.

Eine vorübergehende Blasenschwäche nach der Geburt tritt etwa bei einem Viertel der Frauen auf, die meisten Beschwerden kommen allerdings nach der Menopause. Durch die hormonellen Veränderungen in den Wechseljahren produziert der weibliche Körper weniger Östrogen. Das Gewebe verliert dadurch an Festigkeit und Elastizität. Besonders gefährdet sind Frauen mit einer allgemeinen Bindegewebsschwäche.

Meist tritt bei Frauen, die unter einer Schwäche der Beckenmuskulatur und des Halteapparates leiden, eine sogenannte Belastungs- oder Stressinkontinenz auf. Dabei löst körperliche Anstrengung wie zum Beispiel Husten, Lachen, Niesen, Heben von schweren Lasten oder Treppensteigen einen ungewollten Harnverlust aus, weil der Druck im Bauchraum und damit auf die Blase steigt. Wenn der Verschlussmechanismus der Harnröhre aufgrund der Muskelschwäche nicht mehr aus-

Blasenschwäche muss kein Schicksal sein

Blasenschwäche – Risikofaktoren im Überblick

- Östrogenmangel nach den Wechseljahren
- schwaches Bindegewebe
- kraftlose Muskulatur im Beckenboden
- Übergewicht
- häufige Harnwegsinfektionen und Blasenentzündungen
- Schwangerschaft und Geburt
- Unterleibsoperationen
- Senkung von Gebärmutter und Beckenboden

Thomas Klein
Pflanzenkraft für die Frau

reichend funktioniert, kann der Harn bei erhöhtem Druck nicht mehr in der Blase gehalten werden. Ganz typisch für diese Form der Blasenschwäche ist es, dass Betroffene zuvor keinen Harndrang verspüren. Östrogenmangel und Schwangerschaften sind die häufigsten Ursachen.

Eine ganz andere Form der Blasenschwäche ist die sogenannte Dranginkontinenz. Hier ist der Verschlussapparat der Harnblase intakt. Jedoch steht die Blasenmuskulatur aufgrund einer Fehlregulierung durch Nerven und Gehirn unter verstärkter Spannung. Dies führt schon bei kleineren Harnmengen zu einer Überreaktion. Die Betroffenen verspüren bei dieser Form der Blasenschwäche einen starken, plötzlichen und kaum zu kontrollierenden Harndrang – manchmal erreichen sie sogar die Toilette nicht mehr rechtzeitig. Ursache sind sehr oft rezidivierende Harnwegsinfekte. Leichte Formen der Dranginkontinenz, die sich vor allem durch häufiges Urinieren bemerkbar machen, werden manchmal auch als „Reizblase" oder „überaktive Blase" bezeichnet, hier kommen bei jüngeren Frauen auch psychische Faktoren hinzu. Auch Mischformen der Drang- und Belastungsinkontinenz gibt es, besonders bei Frauen über 65 Jahren.

Abklärung durch den Arzt ist notwendig

Wenn aufgrund der geschilderten Beschwerden eine Harninkontinenz vermutet wird, kommen neben einfach verfügbaren Methoden wie Ultraschall auch Spezialuntersuchungen zur Einschätzung der Funktion von Blase und Schließmuskel zum Einsatz. Mit diesen detaillierten Informationen kann die Ursache der Harninkontinenz meist genau benannt und die beste Behandlung eingeleitet werden. Neben medikamentösen gibt es auch operative Möglichkeiten. Ganz wichtig ist es, einige allgemeine Verhaltensmaßnahmen zu berücksichtigen, die im Folgenden beschrieben werden.

Das können Sie selbst tun

- **Trainieren Sie Ihren Beckenboden.** Da der Halteapparat des Beckenbodens ganz entscheidend dafür ist, dass die inneren Organe und damit auch die Blase in Position bleiben und nicht absinken, müssen

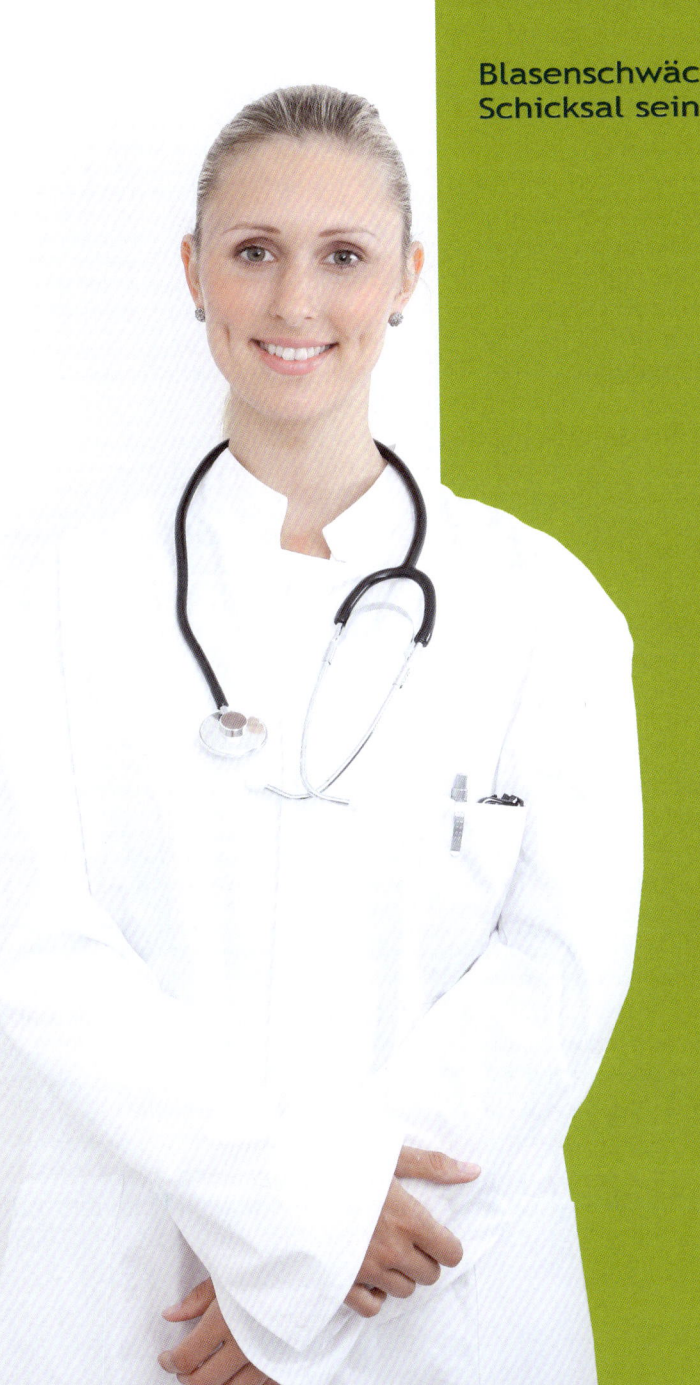

Blasenschwäche muss kein Schicksal sein

Thomas Klein
Pflanzenkraft für die Frau

die entsprechenden Muskeln regelmäßig gestärkt werden. Am besten lassen Sie sich dabei von einem spezialisierten Physiotherapeuten beraten, der mit Ihnen einen Übungsplan erstellen kann. Ergänzend sind weiter unten gute Übungen zur Kräftigung der Beckenbodenmuskulatur angeführt.

- **Sinnvoll angepasste Trinkmengen** helfen dabei, die Blase nicht ständig zu voll werden zu lassen. Trinken Sie aber auf keinen Fall zu wenig, das ist einerseits nicht gesund, aber auch hinsichtlich des Harndranges nicht sinnvoll, da konzentrierter Harn rascher zu einem Entleerungsdrang führt.

- **Auch fix geplante „Toilettenzeiten"** können den Umgang mit der Inkontinenz erleichtern. Denn wer zu häufig auf die Toilette geht, gewöhnt seine Blase daran, nur mehr kleine Mengen halten zu können. Wer andererseits im übertriebenen Maße zu selten auf die Toilette geht, überdehnt die Blasenmuskulatur, was sich negativ auf die Funktion auswirken kann.

- **Sollten Sie Übergewicht** haben, empfiehlt es sich, dieses zu reduzieren, dann sinkt auch der Druck im Bauchraum. Zwei Drittel aller Frauen mit Harninkontinenz sind auch übergewichtig.

- **Ernährung:** Stoffe, welche die Blase reizen können, zum Beispiel scharfe Gewürze, Alkohol oder Kaffee, sollten Sie besser meiden. Nicht alle, aber manche Menschen reagieren mit erhöhtem Harndrang.

- **Autogenes Training:** Kann helfen, wenn eine gereizte Blase auch seelische Mitverursacher hat, wie etwa Dauerstress in Arbeit oder im Privatleben.

Beckenstärkende Übungen für zuhause

Die Beckenbodenmuskulatur lässt sich durch Training sehr gut stärken. Wichtig ist aber die Regelmäßigkeit, mit der die Übungen durchgeführt werden. Mit etwas gutem Willen lassen sie sich aber leicht in den Alltag einbauen, etwa direkt nach dem Aufstehen oder am Abend vor dem Schlafengehen. Auch im Büro können Sie die Muskeln beim Sitzen immer wieder einmal anspannen oder beim Wasserlassen den Harnstrahl mehrfach bewusst unterbrechen.

Blasenschwäche muss kein Schicksal sein

Übung 1

Sie legen sich auf den Rücken und stellen Ihre Beine leicht gespreizt und mit angewinkelten Knien auf. Die Handinnenflächen zeigen nach unten. Nun heben Sie beim Ausatmen Ihrem Po so hoch an, bis Oberkörper und Oberschenkel eine gerade Linie bilden. Dadurch werden Rücken- und Bauchmuskeln angespannt. Zusätzlich heben Sie nun jeweils im Wechsel Ihre Füße leicht an. Das Becken bleibt waagerecht.

3 × 4 Wiederholungen.

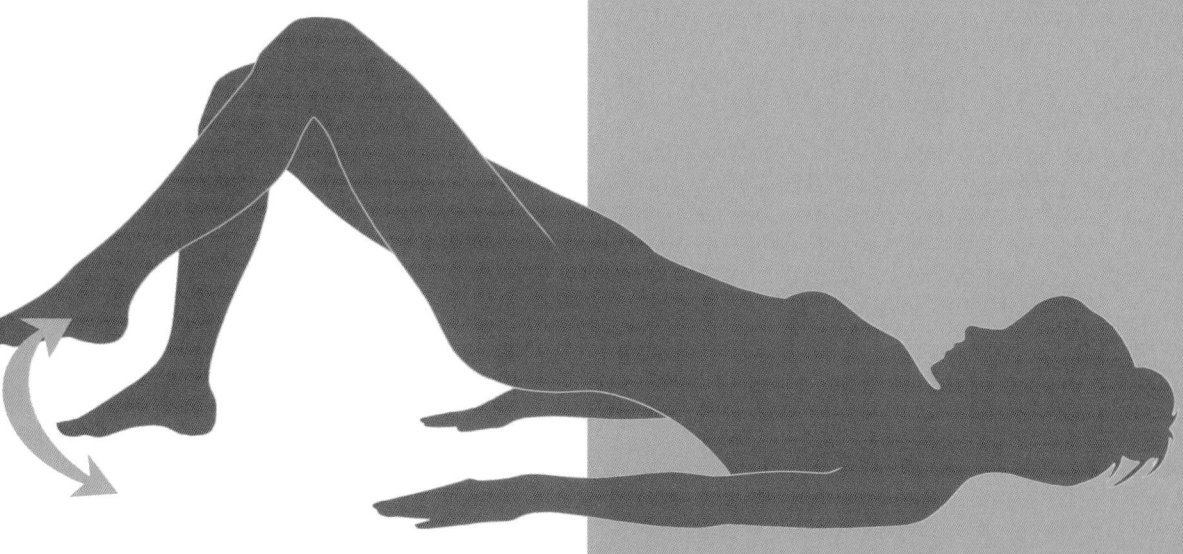

Übung 2

Sie legen sich auf den Bauch und winkeln ein Bein an, das andere bleibt ausgestreckt. Nun spannen Sie abwechselnd Bauch-, Gesäß- und Beckenmuskeln an und halten die Anspannung 3 Sekunden.

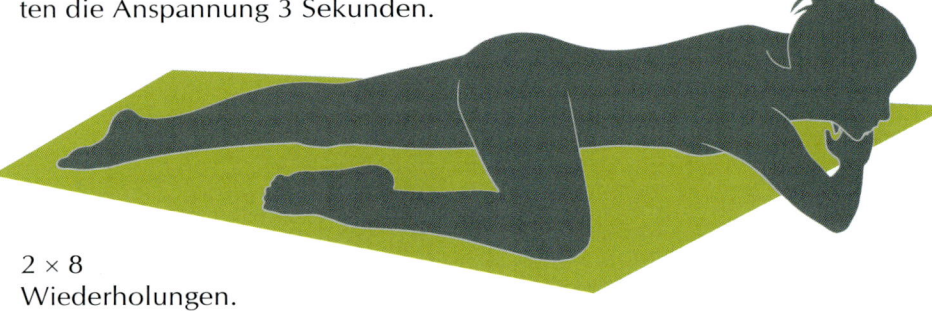

2 × 8 Wiederholungen.

Übung 3

Sie knien sich auf den Boden und legen den Kopf auf Ihre übereinanderliegenden Hände. Dann heben Sie das Gesäß an und spannen die Beckenmuskeln so stark an, dass die Knie zusammengezogen werden.

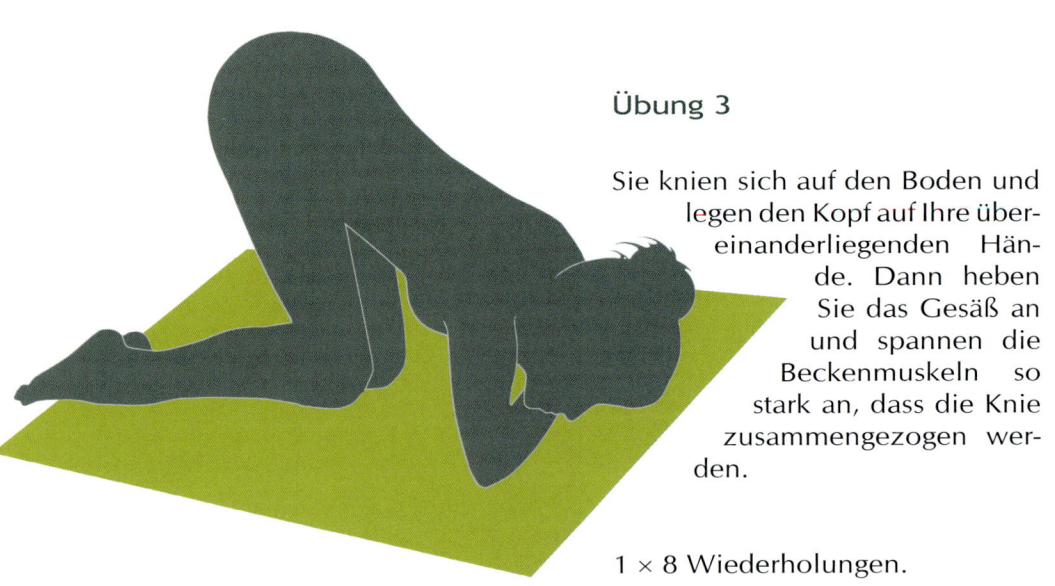

1 × 8 Wiederholungen.

Übung 4

Sie knien sich auf den Boden und stützen sich dabei auf Ihre ausgestreckten Arme. Dann strecken Sie die Füße nach hinten aus und heben die Knie vorsichtig vom Boden ab. Dabei atmen Sie aus. Halten Sie mit geradem Rücken die Spannung für mehrere Sekunden und senken Sie dann das Knie wieder ab.

3 × 5 Wiederholungen.

Blasenschwäche muss kein Schicksal sein

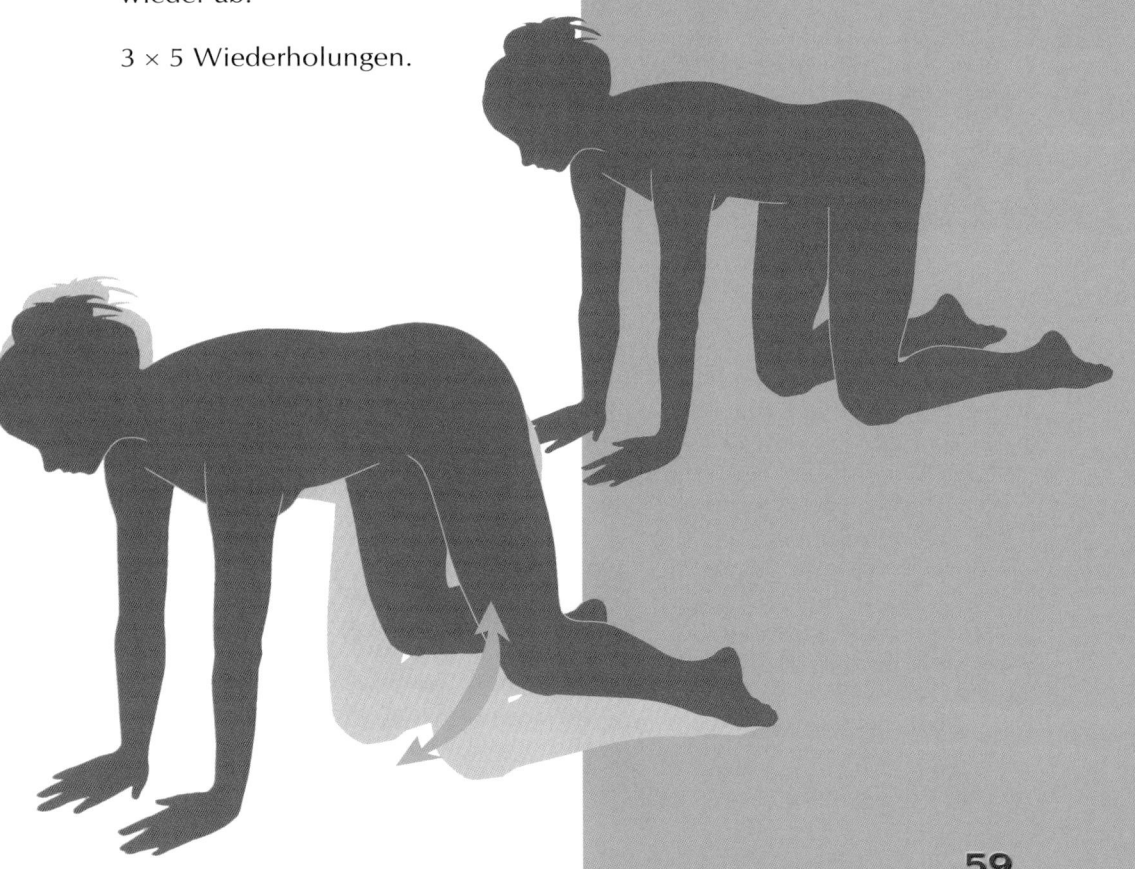

Thomas Klein
Pflanzenkraft für die Frau

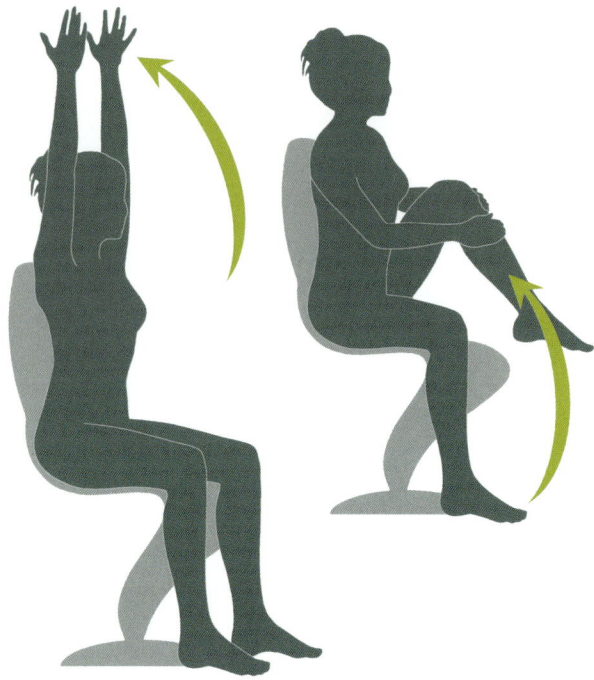

Übung 5

Sie setzen sich aufrecht und mit etwas gespreizten Beinen auf einen Stuhl, umfassen Ihr rechtes Knie mit beiden Händen und ziehen es vorsichtig an Ihren Körper heran. Die Stellung halten Sie einige Sekunden, dann lassen Sie das Knie abrupt los und heben beide Arme fest in die Höhe. Dann führen Sie die gleiche Übung mit dem anderen Knie durch.

2 × 5 Wiederholungen.

Übung 6

Wieder sitzen Sie auf einem Stuhl. Die Hände legen Sie rechts und links neben Ihrem Po auf dem Stuhl ab. Nun heben Sie die Beine vom Boden ab und atmen dabei aus. Dann spannen Sie Gesäß- und Bauchmuskulatur einige Sekunden an. Dann stellen Sie die Füße wieder auf den Boden und atmen dabei ein.

1 × 10 Wiederholungen.

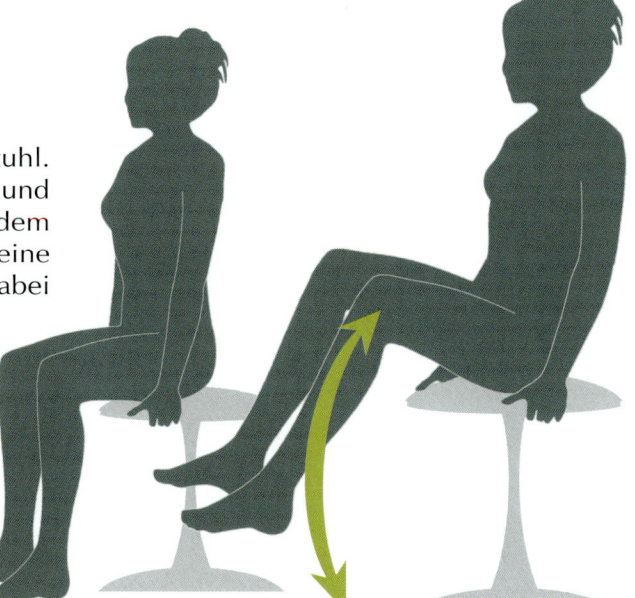

Übung 7

Wieder sitzen Sie auf einem Stuhl, die Hände liegen rechts und links neben Ihrem Po. Jetzt ziehen Sie die Beckenbodenmuskeln so kräftig wie möglich an und versuchen die Anspannung 8 Sekunden zu halten. Dann wieder entspannen.

1 × 10 Wiederholungen.

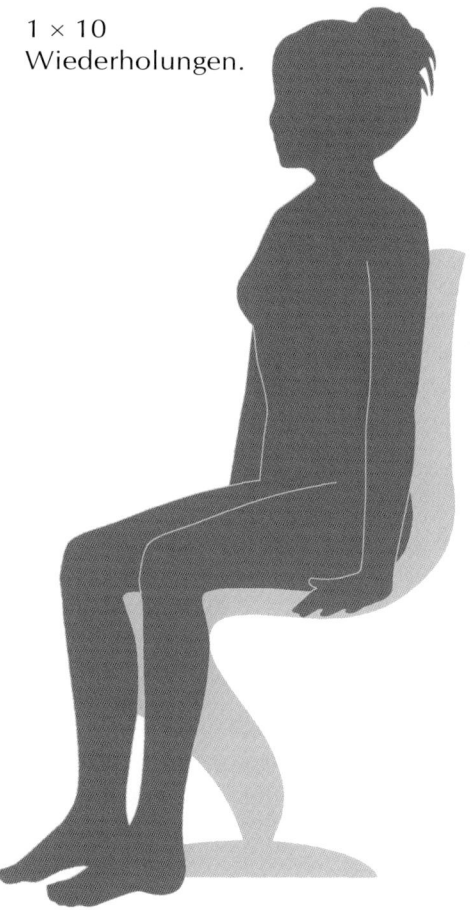

Blasenschwäche muss kein Schicksal sein

Thomas Klein
Pflanzenkraft für die Frau

Pflanzenkraft bei schwacher Blase

Steirischer „Arzneikürbis"

Die positive Wirkung der Kürbiskerne auf die Blase war bereits vor mehreren Jahrhunderten in der Volksmedizin bekannt. Doch Kürbis ist nicht gleich Kürbis. Nur eine Spezialzüchtung (*Cucurbita pepo styriaca*) hat einen ausreichend hohen und konstanten Gehalt an Wirkstoffen. Diese Art wird seit Beginn des 20. Jahrhunderts besonders in der Steiermark angebaut. Sie ist bis heute beliebt, weil ein Vorteil gegenüber anderen Kürbissorten auf der Hand liegt: Die Samenschalen dieser Art verholzen aufgrund einer Genvariation nicht, die dunkelgrünen Samenkerne werden nur durch ein dünnes, weiches Häutchen geschützt. Dadurch eignen sie sich ideal zur Ölgewinnung. Das steirische Kernöl ist inzwischen in den Küchen der ganzen Welt beliebt. Kürbiskerne vom steirischen Ölkürbis können ohne Schälen auch direkt gegessen werden. Sie sind ideal zum Knabbern, fürs Müsli, über Salate gestreut und zum Kochen.

Umgangssprachlich wird *Cucurbita pepo styriaca* sogar manchmal liebevoll als „Arzneikürbis" bezeichnet. Das liegt zum Beispiel am Vitaminreichtum: Das enthaltene Vitamin E unterstützt das Immunsystem und hilft dabei, aggressive freie Radikale, die den Körperzellen schaden könnten, zu neutralisieren. Mineralstoffe wie das Magnesium unterstützen den Energiestoffwechsel, Muskeln und Nerven. Auch Spurenelemente sind enthalten. So ist etwa Selen nicht nur gut für die Haut, sondern trägt auch zu einer normalen Schilddrüsenfunktion bei. Die enthaltenen Fette sind zum überwiegenden Teil aus ungesättigten Fettsäuren aufgebaut. Es ist wissenschaftlich belegt, dass der Ersatz gesättigter Fettsäuren (oft

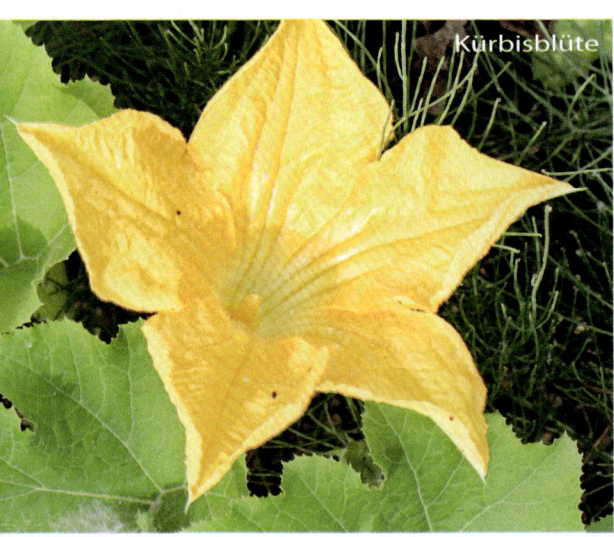
Kürbisblüte

im tierischen Fett enthalten) durch mehrfach ungesättigte Fettsäuren in der Ernährung zur Aufrechterhaltung eines normalen Cholesterinspiegels im Blut beiträgt. Das wirkt sich positiv auf Herz und Gefäße aus.

Welche Bestandteile des Kürbiskernes genau den positiven Effekt bei Reizblase und leichter Harnin-

Blasenschwäche muss kein Schicksal sein

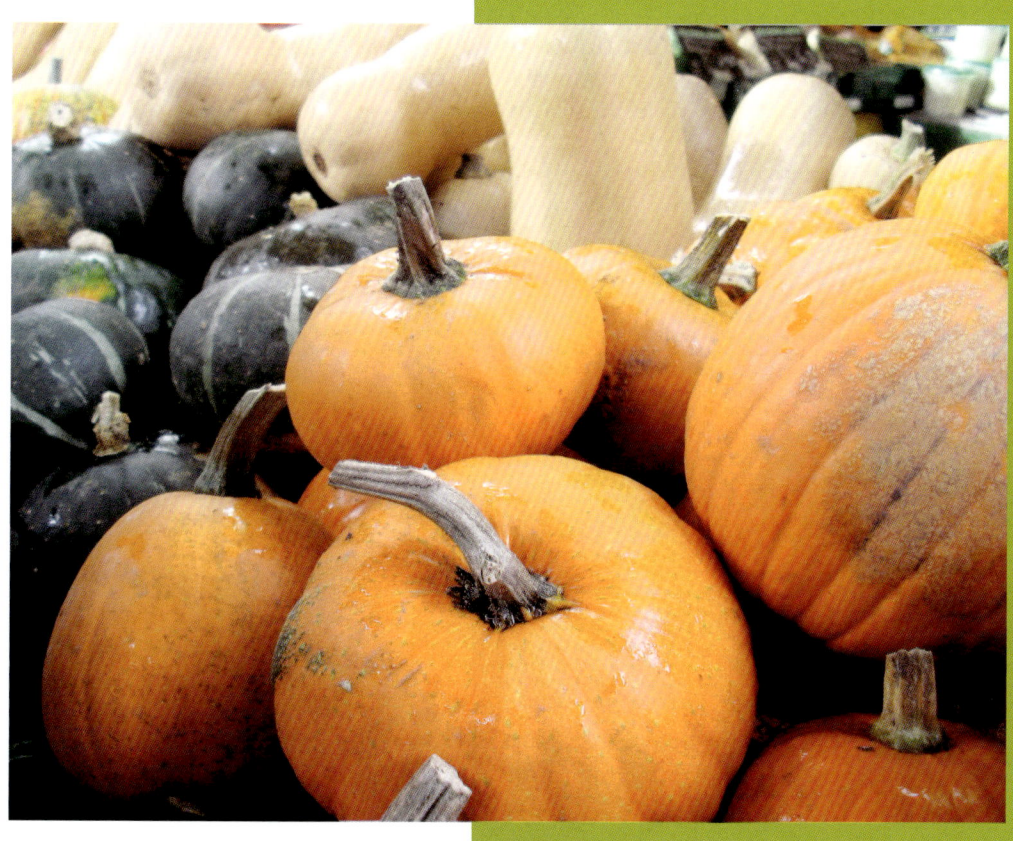

Thomas Klein
Pflanzenkraft für die Frau

kontinenz bei der Frau auslösen, ist derzeit Gegenstand universitärer Forschungsprojekte. Es gibt jedoch Hinweise, dass besonders die wasserlöslichen Anteile verantwortlich sind. Das bedeutet, dass vermutlich fettfreie Spezialextrakte, in denen die wasserlöslichen Bestandteile angereichert sind, einen gewissen Vorteil speziell für die Blase bringen.

Wissenschaftler gehen davon aus, dass durch die genannten wasserlöslichen Stoffe ein bestimmtes Enzym im Körper gehemmt wird, die sogenannte Aromatase. Diese ist für die Umwandlung von Testosteron in Östrogen verantwortlich. Wird sie durch einen Kürbisextrakt in ihrer Aktivität eingeschränkt, wandelt sie Testosteron nur mehr in geringerem Umfang in Östrogen um. Dadurch entsteht ein förderlicher Effekt: Der Testosteronspiegel steigt leicht. Nur gerade so viel, dass eine aufbauende Wirkung auf die Muskeln von Beckenboden und Blase entsteht. Dadurch wird bei der Frau der Verschlussmechanismus der Blase gestärkt und es kommt weniger leicht zum Harnabgang. In Studien zeigte sich eine deutliche Reduktion der Häufigkeit von unfreiwilligem Harnabgang bei Dranginkontinenz.

Anwendung

Kernöl ist gesundheitsfördernd und wohlschmeckend. Auch die Kerne selbst können auf vielfältige Weise in der Küche verwendet werden. Die höchste Konzentration der blasenspezifischen Wirkstoffe wird jedoch, wie oben beschrieben, wohl eher in Spezialextrakten erreicht, die in der Apotheke als fertige Präparate verfügbar sind. Halten Sie sich – in Absprache mit Ihrem behandelnden Arzt – an die Dosierungsempfehlungen des Beipacktextes.

Falls Sie zudem oft unter einer entzündlichen Blase leiden, was die Blasenschwäche verschlechtern kann, können Sie auch hier pflanzlich entgegenwirken.

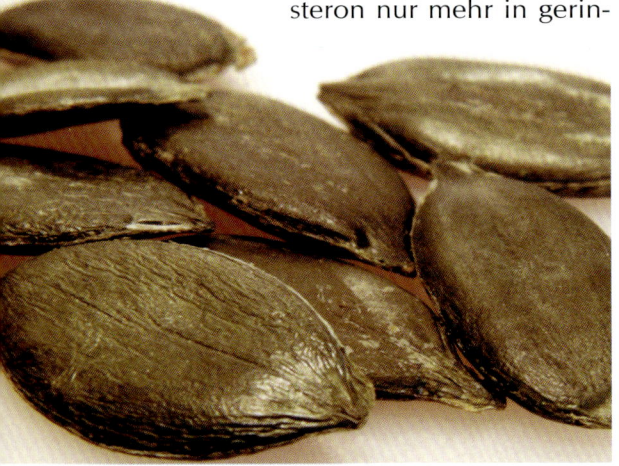

Andere Heilpflanzen

Wie bereits ausgeführt, entfalten etwa Cranberries eine gute Wirkung bei Harnwegsinfekten, was sich positiv auf eine schwache Blase auswirken kann. Auch Tees mit Bärentrauben-, Brennnessel- oder Birkenblättern eignen sich zur Unterstützung einer gereizten Blase.

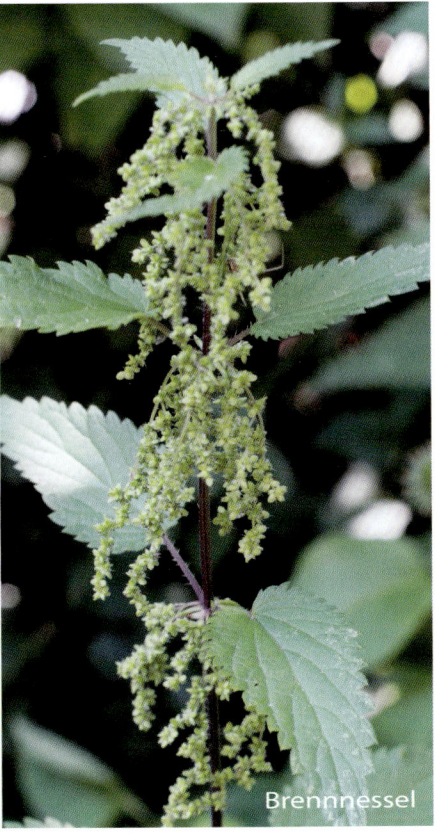
Brennnessel

Blasenschwäche muss kein Schicksal sein

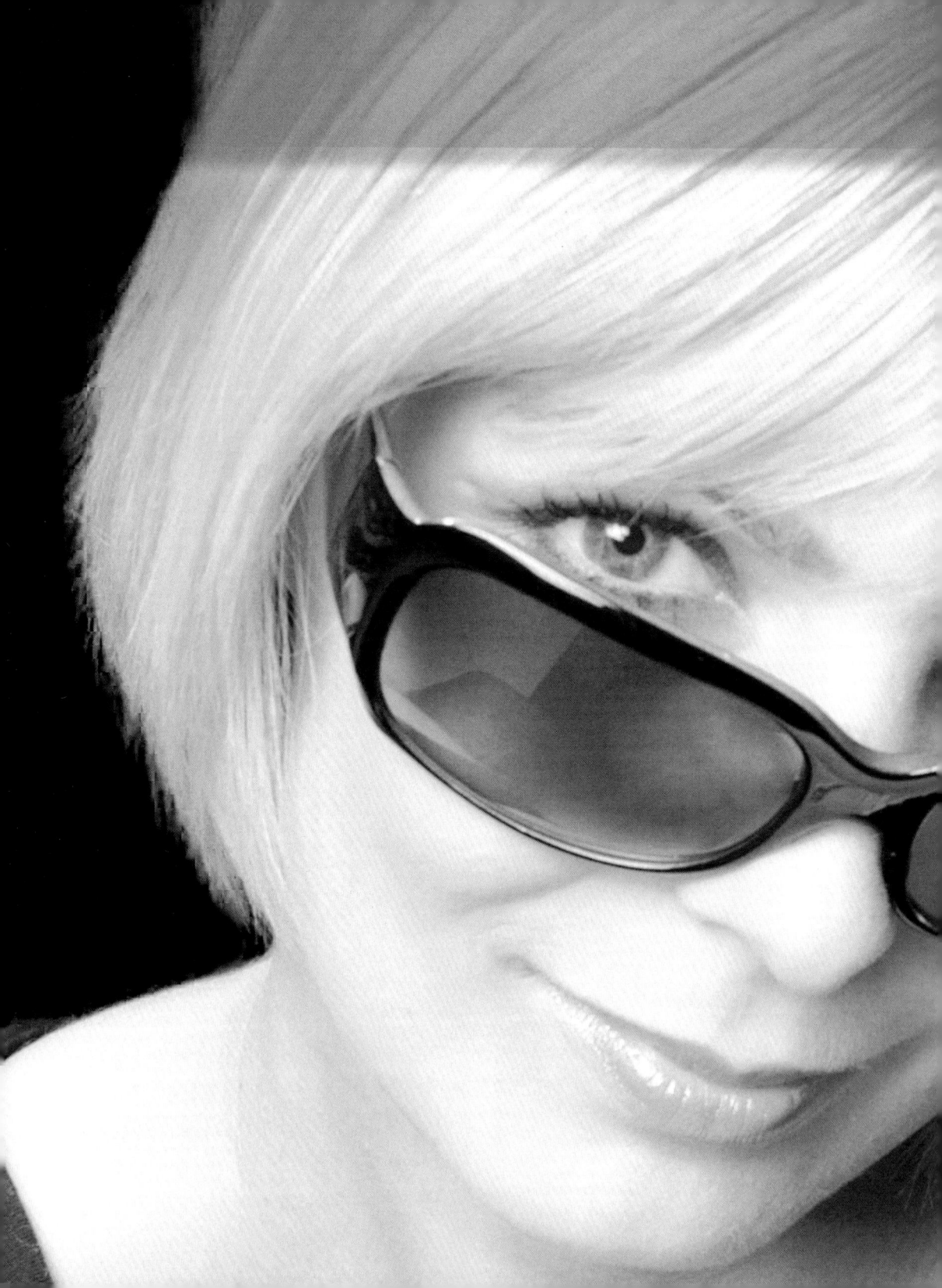

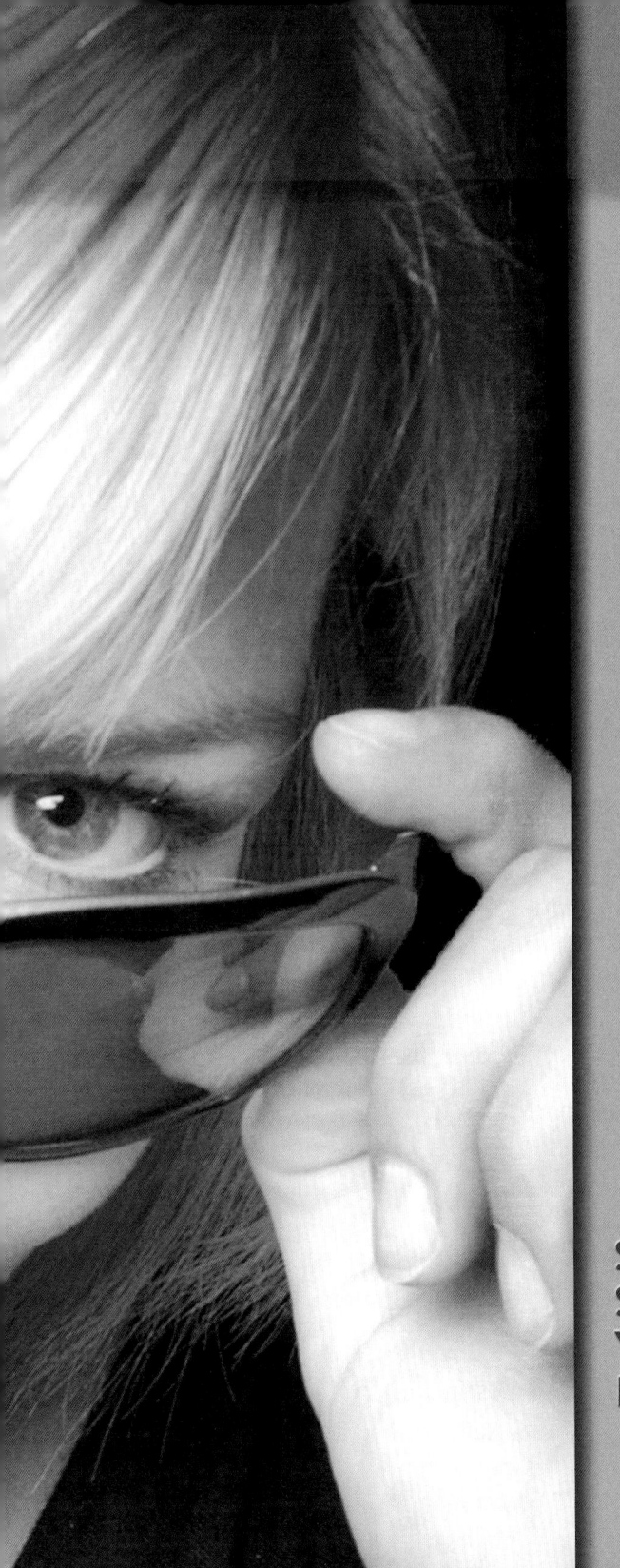

So machen Sie sich fit – Verdauung und Entgiftung

Thomas Klein
Pflanzenkraft für die Frau

So machen Sie sich fit – Verdauung und Entgiftung

Wenn es um Verdauung und Entgiftung geht, wird oft an den Darm gedacht, aber viel zu selten an die Leber! Ohne sie wäre ein Überleben aber gar nicht möglich: Die Leber ist das zentrale Organ des Stoffwechsels und mit 1,5 bis 2 kg Masse zugleich die größte Drüse des Körpers. Zu ihren Aufgaben gehört die Produktion lebenswichtiger Eiweißstoffe und die Verwertung von Nahrungsbestandteilen. So werden etwa manche Vitamine und die energiereiche Glukose in der Leber gespeichert. Aber die vielleicht wichtigste Funktion der Leber ist der Abbau von Giftstoffen und deren Ausscheidung über die Gallenflüssigkeit. Die Leber arbeitet rund um die Uhr wie eine große Entgiftungsstation und unterstützt durch die Galle zugleich die Fettverdauung.

Belastungen überall

Zu den leberbelastenden Stoffen gehören ungesundes, stark zucker- und fetthaltiges Essen, Alkohol sowie manche Medikamente oder Umweltschadstoffe. Ist die Leber mit ihren Entgiftungsaufgaben überlastet, müssen nicht unbedingt Schmerzen auftreten. Viel eher fühlt man sich müde und matt. Bei einer Schädigung der Leber sollten Sie einen Arzt aufsuchen, denn ein Leberschaden, der sich auch im Blut mit schlechteren Laborwerten bemerkbar macht, kann bis zur Zirrhose fortschreiten.

Das können Sie selbst tun

Wenn im Rahmen der ärztlichen Abklärung schlechte Leberwerte festgestellt wurden, ist die daraufhin verordnete Therapie einzuhalten. Es gibt zusätzlich aber auch allgemeine Maßnahmen, um die Leber zu unterstützen, Gifte loszuwerden und das Organ gesund zu halten:

- **Meiden Sie Alkohol.** Wie andere Gifte, so kann auch Alkohol besonders in der Leber großen Schaden anrichten. Durch seine zerstörerische Wirkung kommt es zunächst zur Schädigung einzelner Leberzellen, dann zur Verfettung der Leber und schließlich zur Leberzirrhose. Darunter versteht man einen bindegewebigen Umbau der Leber mit einer immer schlechter werdenden Funktion – bis hin zum Leberversagen.

- **Gesund ernähren.** Die Ernährungsempfehlungen entsprechen denen, die man jedem

So machen Sie sich fit – Verdauung und Entgiftung

Thomas Klein
Pflanzenkraft für die Frau

Menschen geben kann: Kein Zuviel an Zucker, Kalorien und Fetten. Eine besondere, völlig fettfreie Leberschonkost, wie sie früher propagiert wurde, ist hingegen nicht notwendig. Stellen Sie mit entsprechender Beratung sicher, nicht zu wenig Proteine, Mineralstoffe und Vitamine aufzunehmen.

■ **Achten Sie auf Ihren Körper.** Das sogenannte *metabolische Syndrom*, das aus Übergewicht, hohen Blutzucker- und Blutfettwerten sowie Bluthochdruck besteht, ist nicht nur für Herz- und Gefäße schlecht, sondern auch ein Risikofaktor für eine Verfettung der Leber. Suchen Sie neben der ärztlichen auch eine fachkundige Ernährungs- und Sportberatung auf.

Pflanzenkraft für Leber und Verdauung

Mariendistel stärkt die Leber

Die Mariendistel (*Silybum marianum*) zählt zu den Korbblütlern. Meist ist sie an trockenen, warmen Orten anzutreffen, etwa neben Bahnstrecken oder im Ödland. Sie kommt verwildert in Mitteleuropa vor, auch wenn sie ursprünglich aus wärmeren Gegenden stammt, etwa aus Südeuropa, Kleinasien oder Nordafrika.

Die bis zu zwei Meter große Distel mit ihren dornig gezähnten Blättern wurde bereits im Altertum als Heilpflanze benutzt, oft auch als Mittel zur Unterstützung des Leber-Galle-Systems. Das ganze Mittelalter hindurch setzten heilkundige Menschen sie ein, an der Schwelle zur Neuzeit dann auch Paracelsus und seine Schüler. Ab

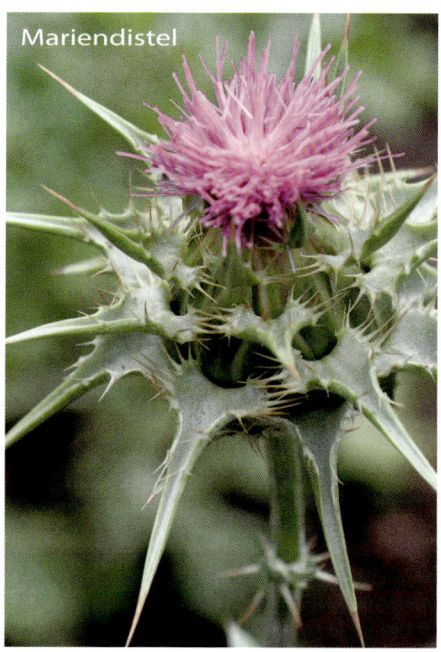
Mariendistel

So machen Sie sich fit – Verdauung und Entgiftung

dem 18. Jahrhundert wurden ihre positiven Einflüsse auf die Gesundheit der Leber systematisch von Wissenschaftlern immer besser erforscht.

Der deutsche Name „Mariendistel" entstand übrigens aufgrund einer Legende: Diese besagt, dass die Milch der stillenden Jungfrau Maria auf die Blätter getropft sei und so die typische weiße Marmorierung erzeugt habe.

Die Mariendistel ist eine der wissenschaftlich am besten untersuchten Pflanzen zum Schutz der Leber. Sie enthält ein Gemisch aus Flavonen, das unter dem Überbegriff Silymarin zusammengefasst wird. Dieser Komplex hat eine mehrfache Wirkung auf die Leberzelle. Einerseits erschwert er bestimmten Giftstoffen das Eindringen in die Zelle. Andererseits hat er eine regenerationsfördernde Wirkung. Diese beruht auf einer verbesserten Eiweißbildung in der Leberzelle, die sich dadurch rascher und vollständiger von einer Gift- oder anderen Belastung erholen kann. Schließlich werden dem Silymarin auch antioxidative Eigenschaften zugeschrieben. Das heißt, freie Radikale werden eingefangen und können der Leber nicht schaden.

Thomas Klein
Pflanzenkraft für die Frau

Anwendung

Die Mariendistel wird vor allem bei toxisch bedingten Leberschäden, auch bei Fettleber eingesetzt. Um einen Effekt zu erzielen, sollte sich die Anwendungsdauer über mehrere Wochen erstrecken. Um die Leberwerte nachhaltig zu verbessern, müssen gleichzeitig schädigende Einflüsse (allen voran Alkohol) rigoros ausgeschaltet werden. Weitere Einsatzgebiete sind unter Umständen auch viral bedingte Entzündungen (Hepatitis) – hier aber nur als Unterstützung der konventionellen Therapie in Absprache mit dem Arzt.

Es gibt verschiedene Anwendungsformen wie Tees, Tinkturen oder Extrakte. Die Wirkstoffe in ausreichend hoher und standardisierter Dosierung finden sich vor allem in fertigen pflanzlichen Arzneimitteln. Bitte beachten Sie in diesem Fall auch die Beipacktexte und lassen Sie Ihre Leber in regelmäßigen Abständen ärztlich kontrollieren.

Artischocke für gute Verdauung

Völlegefühl, Aufstoßen, Blähungen nach dem Essen? Hier könnte Ihnen die Artischocke (*Cynara scolymus*) helfen. Denn diese mit der Mariendistel verwandte Distelpflanze fördert die Fettverdauung.

Ursprünglich stammt sie vermutlich aus Äthiopien, heute ist die Artischocke weltweit als Feingemüse geschätzt. Gegessen werden dabei die Blütenhüllblätter und der Blütenboden. Da die Artischocke die Wärme liebt, finden sich Artischockenkulturen heute im Mittelmeerraum, in Südamerika und in Kalifornien. Sie kann auch in nördlicheren Klimazonen gedeihen, sofern die Gegend ausreichend Sonnentage aufweist und der Boden eher sandig ist.

Bereits im antiken Griechenland und Rom wurde die Artischocke sowohl zum kulinarischen Genuss als auch für medizinische Zwecke verwendet. In Mitteleuropa entdeckte man ihre gesundheitsfördernde Wirkung erst Jahrhunderte später, als Einflüsse der arabischen Medizin stärker wurden. So findet sich die Artischocke als Heilpflanze etwa im *Canon medicinae* des berühmten Avicenna.

Die Artischocke fördert durch ihre Bitterstoffe, die auch für den angenehm herben Geschmack verantwortlich sind, die Produktion und Ausschüttung der Gallenflüssigkeit. Die Leber produziert täglich rund 700 ml Gallenflüssigkeit, die in der Gallenblase eingedickt und gespeichert wird. Zu den Mahlzeiten wird Gallenflüssigkeit in den Zwölffingerdarm (Duodenum) ausgeschüttet und unterstützt die Fettverdauung. Denn im Darm

So machen Sie sich fit – Verdauung und Entgiftung

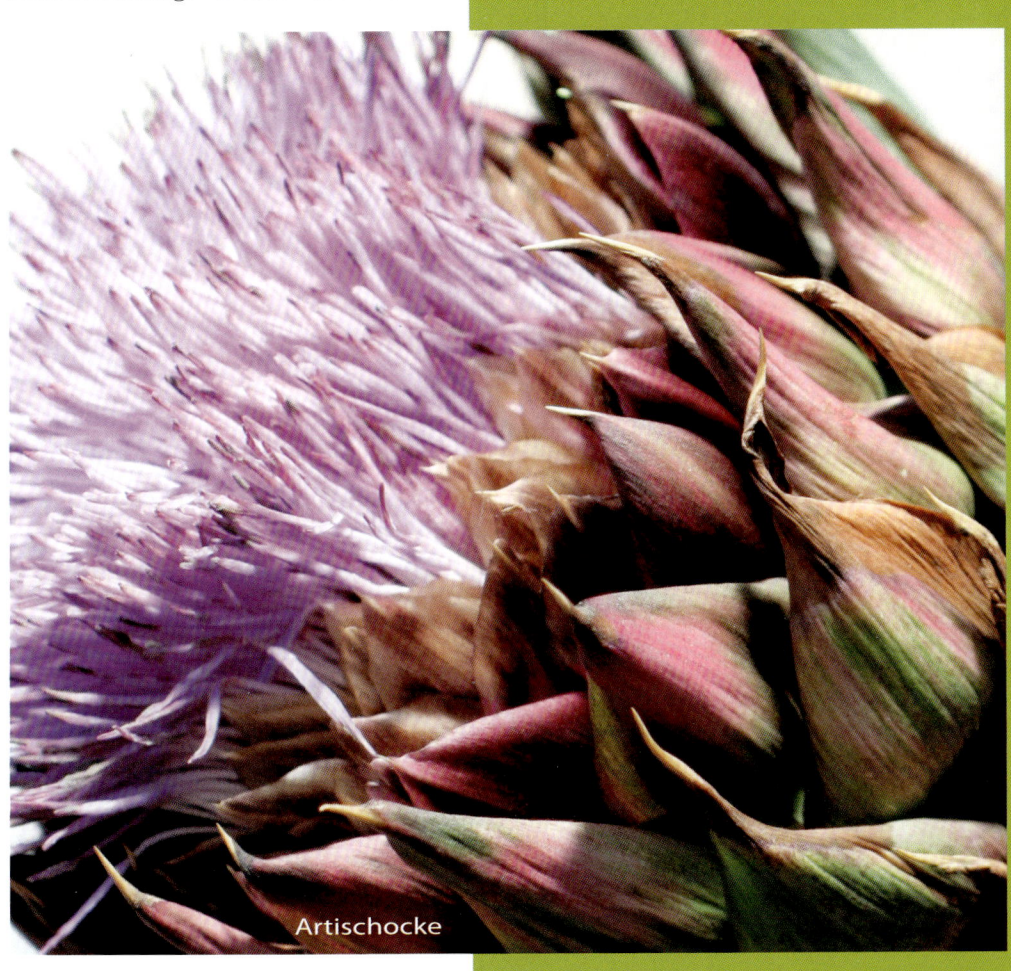

Artischocke

Thomas Klein
Pflanzenkraft für die Frau

wirkt sie wie ein Emulgator. Das heißt, die Fette ordnen sich in ganz kleinen Tröpfchen an. Dadurch erhalten die Enzyme der Fettverdauung einen sehr guten Zugang und können die Fette weiter zerlegen. Mehr Gallenflüssigkeit bedeutet, dass es weniger leicht zum typischen Völlegefühl, Aufstoßen und Blähungen nach dem Essen kommt.

Eine klinische Studie zeigte, dass die Artischocke auch einen positiven Effekt auf Blutfettwerte hat: Bei rund 150 Patienten verringerte ein Trockenextrakt aus frischen Artischockenblättern das Gesamtcholesterin schon nach sechs Wochen. Das Verhältnis von „bösem" LDL-Cholesterin zu „gutem" HDL-Cholesterin wurde ebenfalls günstiger. Die Ursache für den gesunkenen Cholesterinspiegel: Die Artischocke vermindert einerseits die Bildung von neuem Cholesterin. Andererseits hilft sie auch, Cholesterin über einen vermehrten Gallenfluss auszuscheiden.

Anwendung

Mehr Gallenflüssigkeit ist für die Verdauung der Nahrungsfette von Vorteil, daher sollten Artischocken auch in der Ernährung ihren Platz haben. So kommt es weniger oft zu Völlegefühl, Krämpfen im Oberbauch und Blähungen. Die Verdauung, besonders nach üppigem, schwerem Mahl wird besonders gut durch hoch konzentrierte Extrakte entlastet. Fertige Präparate aus Artischockenblättern sollten daher direkt vor den Mahlzeiten eingenommen werden. Beachten Sie auch hier die Informationen des Beipacktextes. Sie dürfen Artischockenpräparate z.B. nicht einnehmen, wenn Sie an Erkrankungen der Gallenwege (wie z.B. Verschluss der Gallenwege, Entzündung oder Gallensteinen) leiden.

Tipps für eine funktionierende Verdauung

- **Essen Sie zu festen Zeiten**. Regelmäßig und bewusst essen, gut kauen und sich Zeit lassen. Alles, was schnell hinuntergeschlungen wird, bleibt für lange Zeit schwer im Magen liegen.

- **Ausgewogen ernähren.** Vermeiden Sie einseitige Kost. Geben Sie Gemüse, Obst, Vollkornprodukten, Fisch, magerem Fleisch oder Geflügel den Vorzug gegenüber tierischen Fetten und einfachen Kohlehydraten.

So machen Sie sich fit – Verdauung und Entgiftung

- **Ballaststoffe** unterstützen die Verdauung. Sie sorgen für mehr Volumen im Stuhl, was die Ausscheidung erleichtert. Hier bietet sich etwa ein Müsli mit einem Esslöffel Leinsamen an.

- **Trinken Sie ausreichend** – etwa zwei Liter Wasser oder ungesüßten Tee. Auch ein Glas lauwarmes Wasser in der Früh regt die Verdauung an.

- **Körperliche Bewegung** bringt auch den Darm in Schwung. Besonders langsame, regelmäßig ausgeführte Sportarten wie Nordic Walking sind hilfreich. Vergessen Sie auch nicht, Ihre Bauchmuskeln zu trainieren.

- **Entspannen Sie sich.** Der Darm ist eng mit dem vegetativen Nervensystem verbunden. Stress und Aufregung hemmen die normale Darmfunktion bis hin zu einem Reizdarmsyndrom. Informieren Sie sich über Entspannungstechniken wie Yoga, Autogenes Training oder medizinische Hypnose. Auch pflanzlich kann dem täglichen Stress entgegengewirkt werden, etwa durch die Passionsblume oder die Melisse.

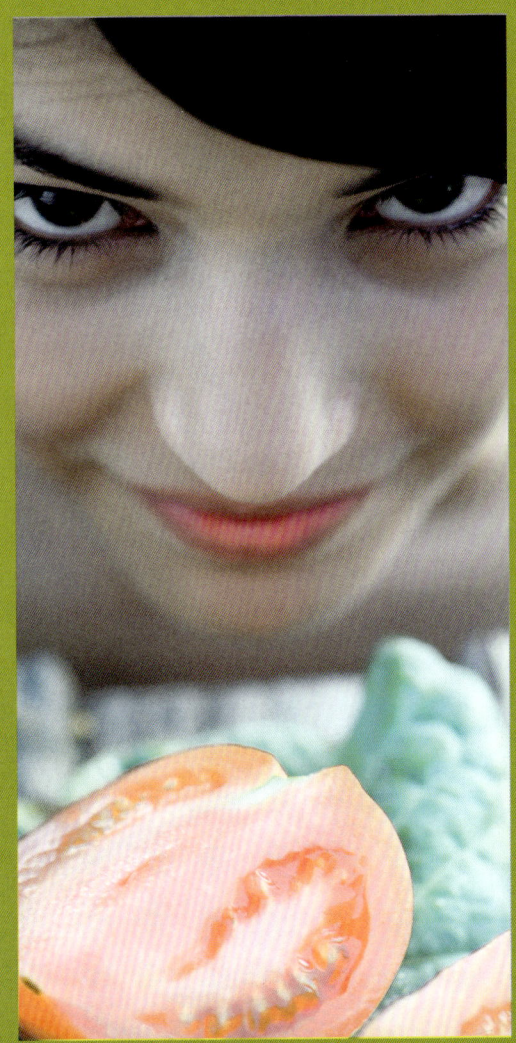

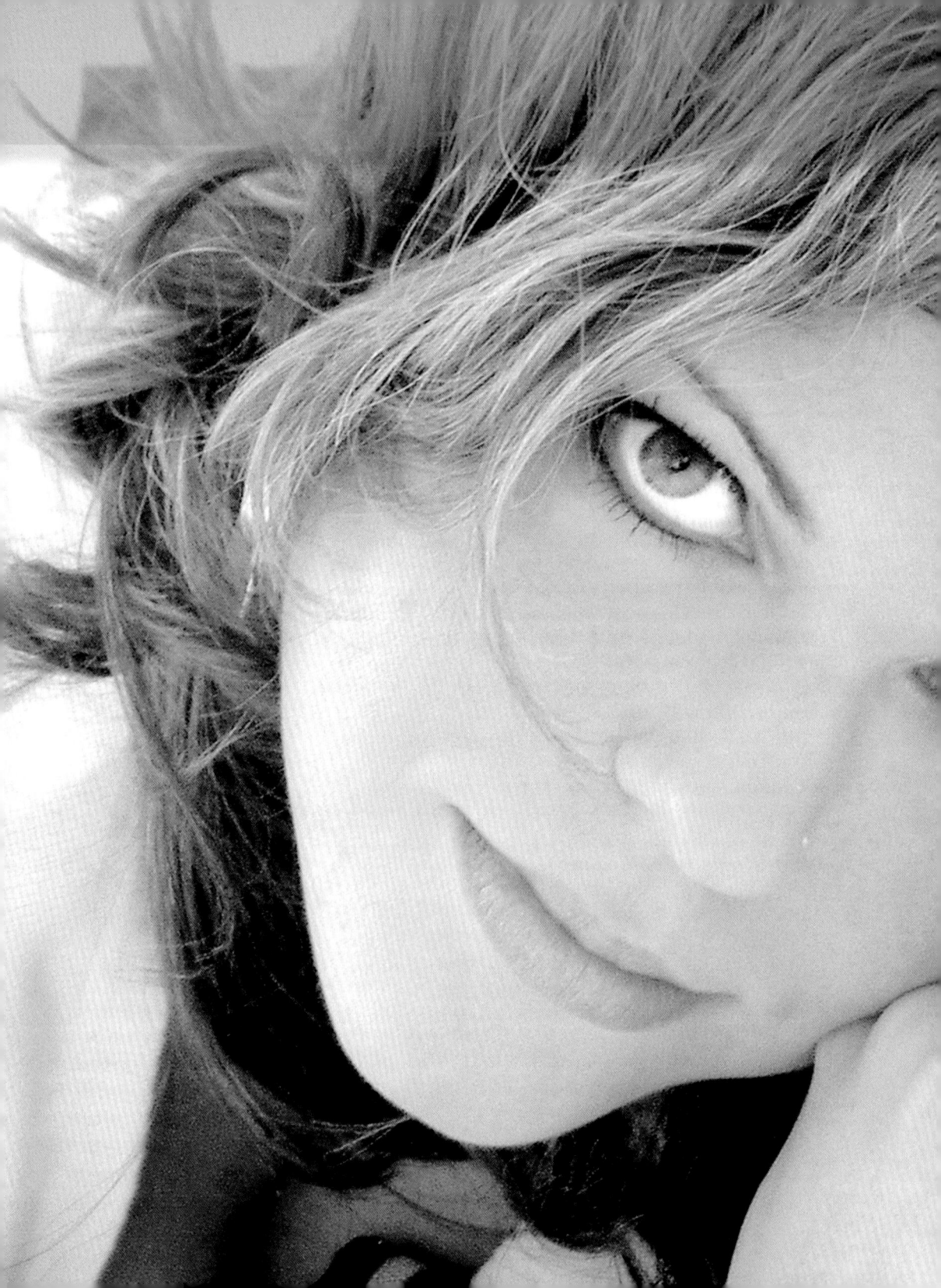

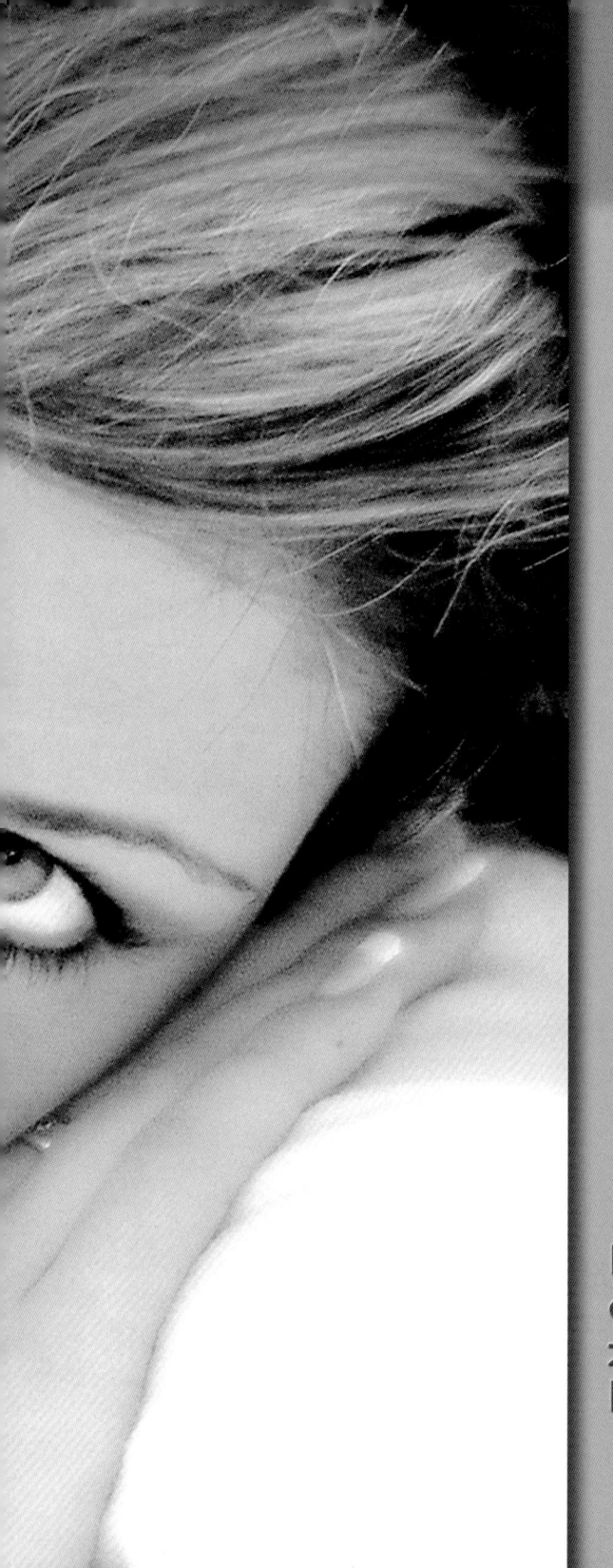

Rechtzeitig die Bremse ziehen – Stress bis zum Burnout

Thomas Klein
Pflanzenkraft für die Frau

Rechtzeitig die Bremse ziehen – Stress bis zum Burnout

Gestresst? Die Weltgesundheitsorganisation (WHO) hat Stress als eine der größten Gesundheitsgefahren des 21. Jahrhunderts bezeichnet. Gemäß der Europäischen Agentur für Gesundheit und Sicherheit sind EU-weit rund 40 Millionen Menschen von Stress betroffen. Das stellt ein bedeutendes gesellschaftliches und gesundheitliches Problem dar. Fakt ist: Stress kann auch krank machen, daher sollten Sie Signale Ihres Körpers ernst nehmen und nicht mit einer „Augen zu und durch"-Mentalität ignorieren.

Was ist Stress eigentlich?

Dysstress – der „böse" Stress

„Stress" bezeichnet die Reaktion des Körpers auf Belastungssituationen. Dabei haben Untersuchun-

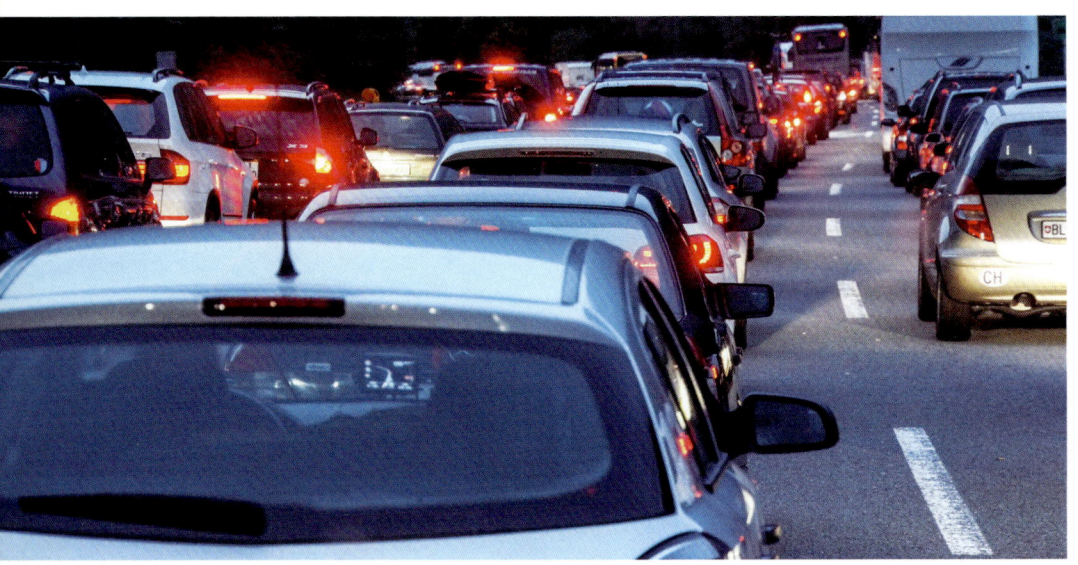

Rechtzeitig die Bremse ziehen – Stress bis zum Burnout

gen gezeigt, dass es einen großen Unterschied macht, wie die Auslöser des Stresses (Stressoren) wahrgenommen werden. Wird die Situation mit vorwiegend negativen Gefühlen verbunden, wirkt sie auch im Körper besonders ungünstig. Man spricht dann von „Dysstress". Stellen Sie sich zum Beispiel einen Verkehrsstau vor, wenn Sie schon zu spät dran sind, um die Kinder abzuholen.

Eustress – der „gute" Stress

Stress im Sinne einer zielgerichteten, positiven Erwartungshaltung – etwa bei einem Tennisspiel, das Spaß macht, das Sie aber auch gewinnen wollen – ist hingegen im Normalfall nicht schädlich für Körper und Geist, hier spricht man von „Eustress". Es ist also ganz entscheidend, in welchem Umfeld und mit welchen Gefühlen Stress wahrgenommen wird. Hinzu kommt das Ausmaß der Stressbelastung – auch Eustress kann sich bei zu hoher Intensität, besonders dann, wenn zu viele Aufgaben auf einmal zu bewältigen sind, rasch in schädlichen Dysstress wandeln.

Anmerkung: Im Folgenden wird der Begriff „Stress" – so wie er im Alltag zumeist verstanden wird – mit „Dysstress" gleichgesetzt.

Thomas Klein
Pflanzenkraft für die Frau

Ursachen

Der zunehmende Stress hängt nicht nur mit der Arbeitswelt zusammen, sondern auch mit gesellschaftlichen Veränderungen im Allgemeinen – beispielsweise mit Mehrfachbelastungen durch Beruf und Familie. Im Allgemeinen ist auch ein Trend zu schwächeren familiären Netzen und echten sozialen Kontakten zu verzeichnen. Jedem Menschen ist ein individuelles Maß an Stresstoleranz zu eigen. Hierbei spielen Veranlagung, körperliche Verfassung, Persönlichkeitsstruktur sowie die Fähigkeit zur geistigen Bewertung von Situationen eine entscheidende Rolle. Angst, Pessimismus oder übermäßiger Ehrgeiz verringern die Stresstoleranz.

Achten Sie auf Alarmsignale

Wie sehr Stress Sie belastet, ist auch daran zu sehen, wie Ihr Körper reagiert. Verspüren Sie Angst und leiden Sie unter Stressreaktionen wie Herzrasen, Schwindel oder Schweißausbrüchen, dann liegen eindeutig Alarmzeichen vor. Hier sind Körper und Geist aus dem Gleichgewicht geraten. So leiden Sie als ganzer Mensch unter der erhöhten Anspannung. Das führt auf Dauer zu einer Abnahme von Aufmerksamkeit und Leistungsfähigkeit und kann sogar bestimmte Krankheiten begünstigen.

Was passiert im Körper?

Die Reaktion auf Stress hat über Jahrtausende das Überleben des Menschen gesichert und war in früheren Zeiten durchaus sinnvoll. Wenn ein Stressfaktor einsetzte, z.B. Kälte, Schmerz, der Anblick eines wilden Tieres oder eines Feindes mit erhobener Keule, dann gab es für einen Höhlenmenschen zwei Möglichkeiten: Kampf oder Flucht. In beiden Fällen – ob er nun weglief oder mit dem Gegner um sein Leben rang – musste sein Körper in kurzer Zeit Höchstleistungen erbringen. Damals wie heute kommen in so einer Situation das autonome Nervensystem und die Nebennierenrinde ins Spiel. Mit einem Schlag wird der Körper mit Stresshormonen geflutet, vor allem Adrenalin. Das versetzt den Körper in absolute Alarmbereitschaft: Das Herz schlägt schneller, die Muskeln werden besser durchblutet und die Atemwege erweitern sich. Das Gehirn hingegen wird eher heruntergefahren – daher kann man in Stresssituationen auch oft nicht klar denken.

Die Stressreaktion passt nicht in die heutige Zeit

Heute ist die Reaktion des Körpers immer noch dieselbe, doch sie passt nicht mehr zu den Stressoren, die heute im Alltag fast ohne Unterlass auf den modernen Menschen einprasseln: Arbeit, Schule, Studium, Beziehungen, Formulare, Kunden, Finanzamt, Handy, Computer. Es ist kaum möglich, einem Chef, der zu viel verlangt oder immer nur mit Vorwürfen kommt, in einem Faustkampf zu begegnen. Auch Weglaufen ist – anders als in der Steinzeit – keine gute Lösung mehr. Daher werden die vorhandenen Stresshormone, wie etwa auch Cortisol, nur sehr schleppend abgebaut und können ihre schädigende Wirkung im Körper entfalten. Aber zum Glück gibt es auch dagegen Selbsthilfemaßnahmen und Unterstützung aus der Natur!

Stress: Oft in der Arbeit

Das Österreichische Institut für Wirtschaftsforschung (WIFO) stellt fest, dass arbeitsbedingter Stress in Österreich weit ver-

Rechtzeitig die Bremse ziehen – Stress bis zum Burnout

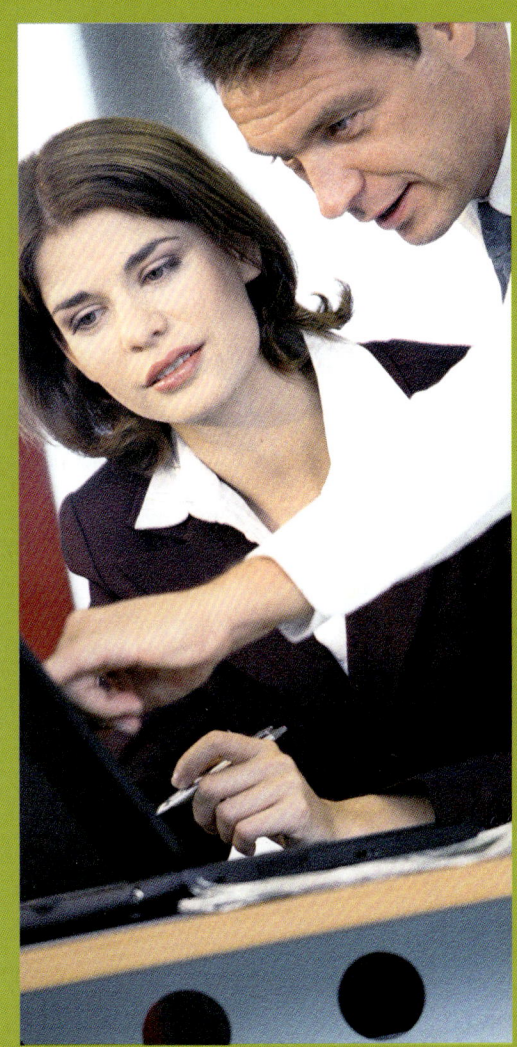

Thomas Klein
Pflanzenkraft für die Frau

breitet ist: 22,3 % der unselbstständig Beschäftigten zwischen 15 und 64 Jahren sind davon betroffen. Personen in Berufen mit starken psychischen Anforderungen leiden häufiger an Schlafstörungen, chronischen Angstzuständen oder Depressionen, Niedergeschlagenheit oder Erschöpfungszuständen.

Achtung Burnout-Gefahr

Ständige Stressbelastung kann am Ende zu Burnout, also einem Gefühl der vollkommenen Leere und des „Ausgebranntseins", führen. Diese Entwicklung läuft in mehreren Stufen ab. Gerade wenn Sie eine Person sind, die hohe Ansprüche an sich selbst stellt und Dinge mit großem Engagement beginnt, könnten Sie gefährdet sein.

Das können Sie selbst tun

Für jeden Menschen können andere Stressoren gelten. Wenn Sie bereits die oben beschriebenen Warnsignale an sich wahrnehmen, sollten Sie auf jeden Fall professionelle Hilfe in Anspruch nehmen. Es gibt aber auch einige allgemeine Verhaltensmaßnahmen, die viel an der Situation verbessern können.

Freudenberger-Modell des Burnouts

- Stufe 1: Idealistischer Tatendrang
- Stufe 2: Verstärkter Einsatz
- Stufe 3: Vernachlässigung eigener Bedürfnisse
- Stufe 4: Verdrängung von Konflikten
- Stufe 5: Umdeutung von Werten
- Stufe 6: Verleugnung von Problemen
- Stufe 7: Rückzug
- Stufe 8: Verflachung
- Stufe 9: Depersonalisation
- Stufe 10: Innere Leere
- Stufe 11: Depression
- Stufe 12: Zusammenbruch

Rechtzeitig die Bremse ziehen – Stress bis zum Burnout

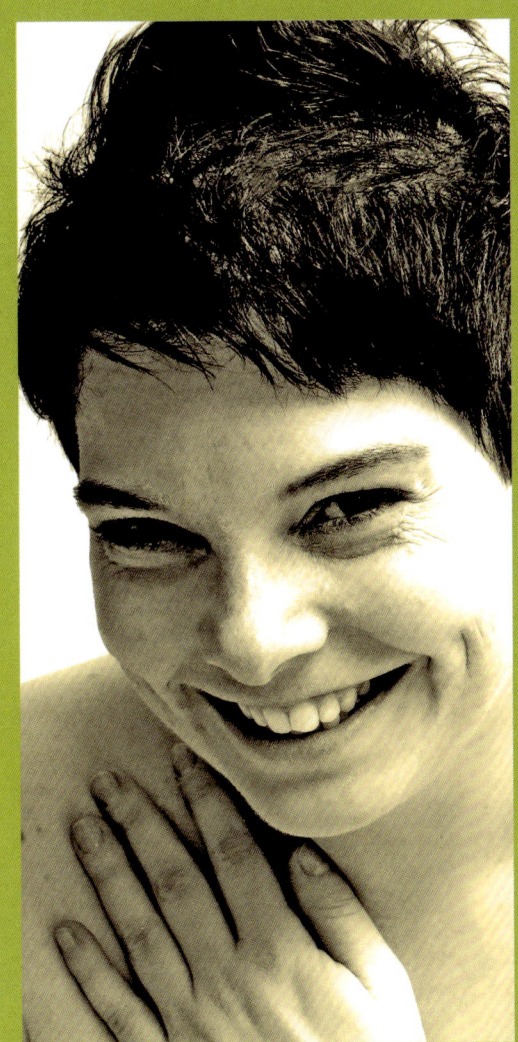

- **Seien Sie selbstbewusst.** Zwischenmenschliche Konflikte sind die schlimmsten Stressoren, gerade für harmoniebedürftige Menschen, die gerne alles in Ordnung haben. Weichen Sie einer Konfrontation aber nicht aus, sondern sprechen Sie offen und mutig mit der Person, mit der Sie nicht im Reinen sind. Das kann der Chef sein, Mitarbeiter, Partner, Familienmitglieder. Sagen Sie deutlich, was sie stört – oft wird dann rasch eine gemeinsame Lösung gefunden.

- **Finden Sie den Sinn in Ihrer Tätigkeit.** Wenn Sie keine Möglichkeiten sehen, in Ihrem Arbeitsumfeld Sinnstiftendes zu tun, sollten Sie auch einen Jobwechsel in Betracht ziehen. Gesund ist nur eine Arbeit, der Sie aus einer inneren Motivation nachgehen. Nur Befehle gegen einen inneren Widerstand auszuführen, erhöht die Burnoutgefahr. Sehen Sie sich um und glauben Sie an die Veränderung. Es ist typisch für Personen, die zu Burnout neigen, Veränderungen zum Guten von Vornherein auszuschließen.

- **Überprüfen Sie Ihre Beziehungsmuster.** Haben Sie das

Thomas Klein
Pflanzenkraft für die Frau

Gefühl, die Menschen in Ihrer Umgebung ständig durch Leistung beeindrucken zu müssen? Sie brauchen nicht immer perfekt zu funktionieren! Echte Freunde legen auf ganz andere Dinge wert. Sie dürfen übrigens auch mal „Nein" sagen. Das stärkt das Selbstwertgefühl, nimmt Druck weg und erzeugt Respekt Ihnen gegenüber.

- **Machen Sie auch mal Dinge,** die keinem anderen Zweck dienen, als Ihnen ein gutes Gefühl zu verschaffen: Malen, lesen, musizieren Sie. Treffen Sie Freunde und Bekannte, mit denen Sie positive Gefühle verbinden.

- **Entdecken Sie, was Sie entspannt.** Das kann Yoga sein, Spaziergänge im Wald, Kneippen, Sauna oder etwas ganz anderes. Suchen Sie sich eine Sportart, die Sie gerne ausüben. Jeder Sport, besonders auch Ausdauer-Sportarten an der frischen Luft, ist gut geeignet, die Stresshormone abzubauen und Sie wieder ins Gleichgewicht zu bringen.

- **Leben Sie gesund.** Kein Übermaß an Kaffee und Alkohol. Rauchen wird zwar oft als entspannend beschrieben, ist aber äußerst schädlich! Als Ersatz sind oft schon Atemübungen ausreichend.

- **Nicht aus Stress anfallsartig essen.** Das verschafft nur vorübergehend positive Gefühle und führt unweigerlich zu Übergewicht. Sehr wichtig: Vitamine und Mineralstoffe statt Fastfood. Für die Nerven ist vor allem die Vitamin-B-Gruppe unerlässlich. Viele davon, wie Vitamin B_6 und B_{12}, finden sich in Vollkornprodukten. Auch Eisen, Kupfer und Zink sind für eine gesunde Psyche wichtig.

- **Denken Sie an feste Ruhezeiten**, verplanen Sie nicht den ganzen Tag, sondern halten Sie sich Stunden frei, die nur Ihnen gehören. So kehrt der Spaß am Leben wieder zurück!

Pflanzenkraft gegen Stress und Burnoutgefahr

Passionsblume

Die wunderschöne Passionsblume (*Passiflora incarnata*) ist vor allem in den tropischen Regenwäldern Amerikas und Ostindiens zu finden. Die beruhigende und angstlösende Wirkung wurde bereits von den Mayas und Azteken genutzt. Im 16. Jahrhundert kamen erste Informationen über die Pflanze nach Europa. Den Namen erhielt sie 1605, nachdem der spanische Missionar und Pater Simone Parlesca ein Exemplar an die römische Kirche geschickt hatte. Die Kirchenfürsten glaubten in der Blüte ein Abbild der Marterwerkzeuge Christi zu erkennen. Heute ist Passiflora gut erforscht und

Rechtzeitig die Bremse ziehen – Stress bis zum Burnout

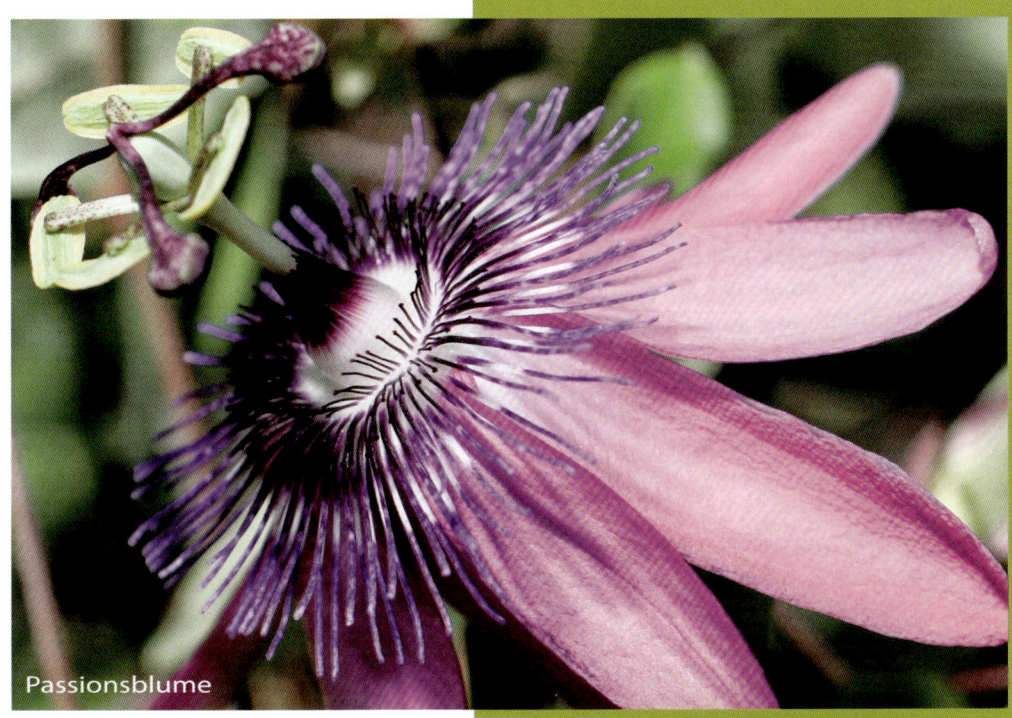

Passionsblume

Thomas Klein
Pflanzenkraft für die Frau

wird als pflanzliches Arzneimittel gegen Unruhe, Angst und Schlafstörungen eingesetzt.

Die Passionsblume enthält eine Vielzahl von Wirkstoffen. Diese setzen direkt im Gehirn an und beeinflussen das Botenstoffsystem, das für Erregung, Anspannung und Angst zuständig ist. So kann die Passionsblume eine beruhigende Wirkung entfalten und den Stress-Level senken.

Anwendung

Besonders effektiv kann die Passionsblume gegen allgemeine innere Unruhezustände, Beklemmung und Angst eingesetzt werden, aber auch dann, wenn die Nervosität mit einem bevorstehenden Ereignis in Zusammenhang steht. Typischerweise wird die Passionsblume angewendet, wenn eine Prüfung bevorsteht, man einen Vortrag halten muss oder Flugangst vorliegt. In Studien war sie dabei ähnlich wirkungsvoll wie synthetisch hergestellte Beruhigungsmittel. Sie hat aber auch ein paar besondere Vorteile: Die Passionsblume ist sehr gut verträglich und sie übermüdet nicht. Obwohl eine beruhigende Wirkung einsetzt, bleiben Wachheit, Energie und Kraft im Alltag voll erhalten.

Melisse

Die Melisse zählt zu den ältesten bekannten Heilkräutern. Schon Plinius, Karl der Große, Hildegard von Bingen und Paracelsus wussten sie zu schätzen. Die Bezeichnung „Melisse" stammt von dem griechischen Wort für Honigbiene (Melitta). Weil Bienen von der Pflanze scheinbar angezogen werden, wurden früher vor Bienen-

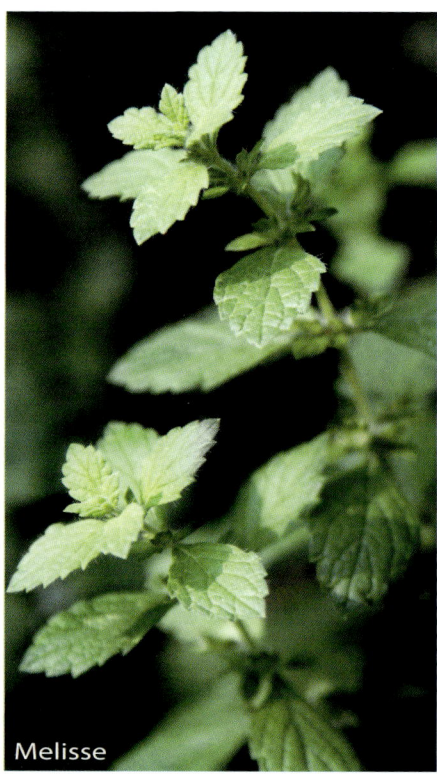
Melisse

häusern oft Melissen angepflanzt. Die Bienenkästen selbst wurden zusätzlich auch mit dem Saft der Pflanze ausgerieben, der aufgrund der antiseptischen Wirkung der Ausbreitung von Krankheiten entgegenwirken sollte. Bereits in der Antike setzte die damalige Medizin die Melisse als Heilpflanze ein. Später brachten Benediktiner-Mönche die Pflanze aus den Mittelmeergebieten über die Alpen und pflanzten sie in den Klostergärten an. Die bekannteste Art ist die Zitronen-Melisse (*Melissa officinalis L.*)

Anwendung

Melisse wirkt entkrampfend und beruhigend. Überall dort, wo rhythmische Abläufe gestört sind, entwickelt die Melisse ihre positive Wirkung. Dazu gehören alle durch Stress verursachten Symptome wie Störungen der Magen-Darm-Funktion, Unruhezustände und Schlafprobleme. Sie unterstützt durch ihre beruhigende Wirkung besonders das gesunde Durchschlafen. In einer Studie wurde eine Verringerung der nächtlichen Wachphasen unter Melisseneinnahme festgestellt. Äußerlich kann die Melisse übrigens auch gegen Fieberblasen an der Lippe eingesetzt werden.

Rechtzeitig die Bremse ziehen – Stress bis zum Burnout

Thomas Klein
Pflanzenkraft für die Frau

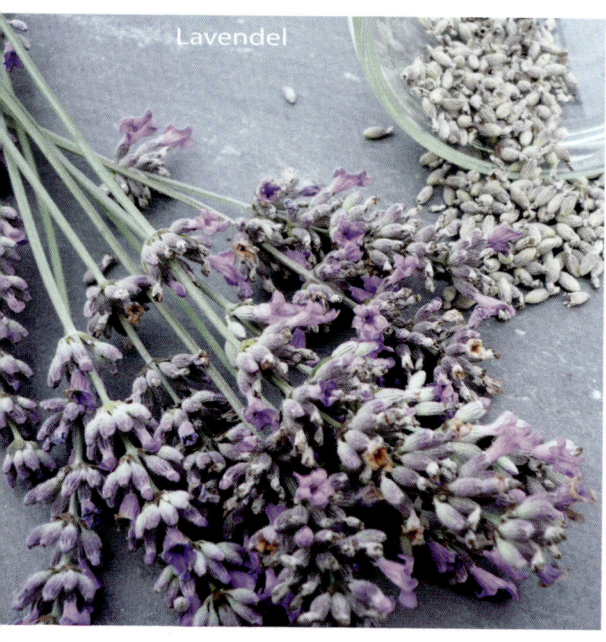
Lavendel

Lavendel

Der duftende, blau blühende Lavendel bedeckt ganze Landstriche in sonnigen, kalkhaltigen Gegenden im Mittelmeergebiet. Als Heilkraut wird *Lavendula* erstmals bei Hildegard von Bingen erwähnt. Stoffe aus ihren Blüten wirken im Zentralnervensystem entspannend. Lavendel wird bei vegetativer Dystonie eingesetzt, also wenn die Regulationsmechanismen des Körpers – wie Kreislauf, Appetit, Verdauung und Schlaf – durch nervöse Unruhe gestört sind.

Hopfen

Der Hopfen (*Humulus lupulus*) gehört zu den Hanfgewächsen und stammt ursprünglich aus dem Osten Europas. Nicht nur sein Einsatz im Brauwesen, sondern auch seine Bedeutung in der Volksheilkunde macht ihn interessant. Die in den Harzen enthaltenen Bitterstoffe regen Speichel und Magensaft an, unterstützen so die Verdauung. Auch wird er als schlafförderndes Mittel eingesetzt.

Baldrian

Baldrian, lateinisch *Valeriana officinalis L.*, ist eine Arzneipflanze, die zur Familie der Baldriangewächse (*Valerianaceae*) gehört. „Valeriana" leitet sich vom lateinischen Wort „valere" ab, was „gesund sein" bedeutet. Die Familie der Baldriangewächse umfasst etwa 370 Arten, deren Hauptverbreitung sich über die nördliche Erdhalbkugel erstreckt. Mitteleuropäische Baldriane wachsen häufig an Weg- und Waldrändern.

Spätestens seit dem 18. Jahrhundert ist bekannt, dass Baldrian beziehungsweise die Baldrianwurzel über eine ausgleichende Wirkung auf das zentrale Nervensystem verfügt. Baldrian beruhigt, entspannt und senkt die Reizbarkeit, die typisch für eine Stressbelastung ist.

Heute zählt Baldrian zu den wohl am häufigsten eingesetzten pflanzlichen Beruhigungsmitteln und gilt als anerkannte pflanzliche Therapieform für die Langzeittherapie von Unruhezuständen und Schlafstörungen. Er verkürzt die Einschlafzeit, da er abends angenehm müde macht, und verbessert die Schlaftiefe. Die Wirksamkeit von Baldrianpräparaten ist in einigen Studien gut untersucht worden.

Rechtzeitig die Bremse ziehen – Stress bis zum Burnout

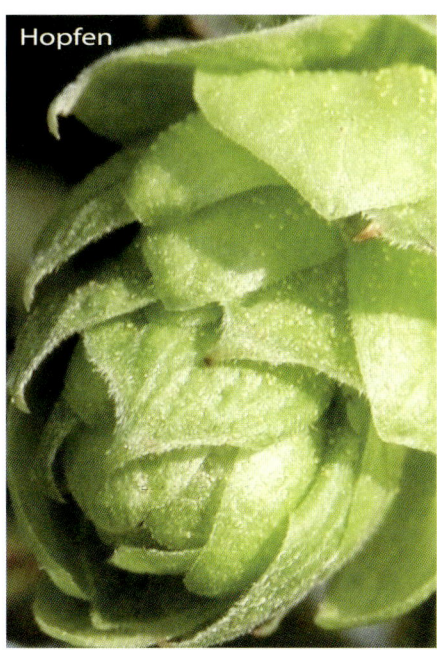

Hopfen

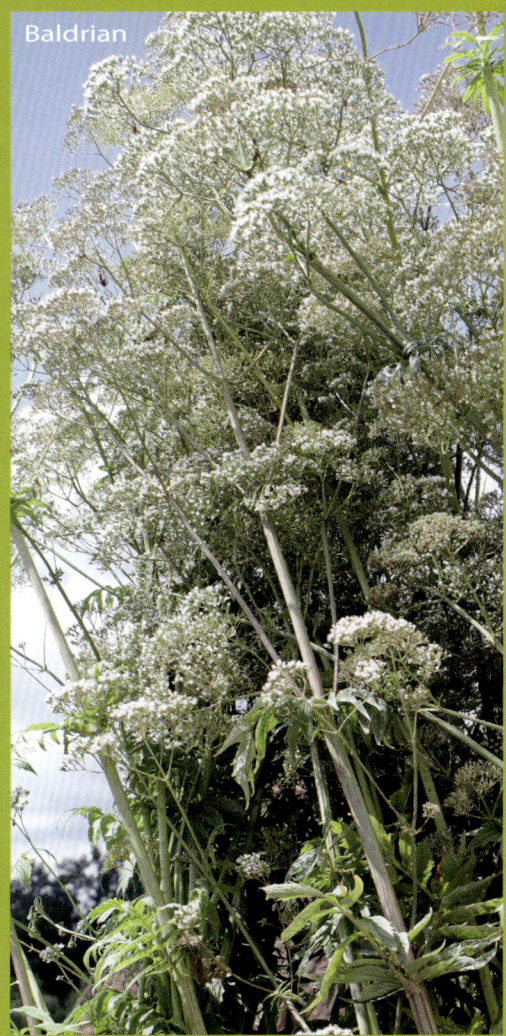

Baldrian

Thomas Klein
Pflanzenkraft für die Frau

Tipp: Was tun bei Ein- und Durchschlafstörungen?

Rund ein Viertel der österreichischen Erwachsenen sind von Ein- und Durchschlafstörungen betroffen. Die Ursachen sind meistens Stress und Überlastung, die Auswirkungen keineswegs harmlos: Personen, die nicht ausreichend tief und lange schlafen, leiden vermehrt unter Konzentrations- und Gedächtnisstörungen sowie Burnout oder Angststörungen. Auch tritt ein erhöhtes Risiko für Übergewicht, Diabetes und Herz-Kreislauf-Erkrankungen auf. Sofern die Schlafstörungen durch nervöse Unruhe oder durch Gedankenkreisen rund um die Probleme des Tages bedingt sind, können die oben erwähnten beruhigenden Pflanzen einen wertvollen Beitrag zu einem gesunden Schlaf liefern.

Eine Phytotherapie gegen Schlafstörungen sollten Sie aber immer auch mit allgemeinen Maßnahmen koppeln: Führen Sie Schlafrituale ein, indem Sie etwa abends z.B. noch ruhige Musik hören oder ein gutes Buch lesen. Gehen Sie nach Möglichkeit immer zur selben Zeit ins Bett und achten Sie darauf, dass frisch gelüftet wurde und die Raumtemperatur kühl ist (18 Grad sind ideal). Essen Sie nicht zu spät und zu schwer, sonst muss Ihre Verdauung in der Nacht arbeiten, Völlegefühl und unruhiger Schlaf können die Folge sein.

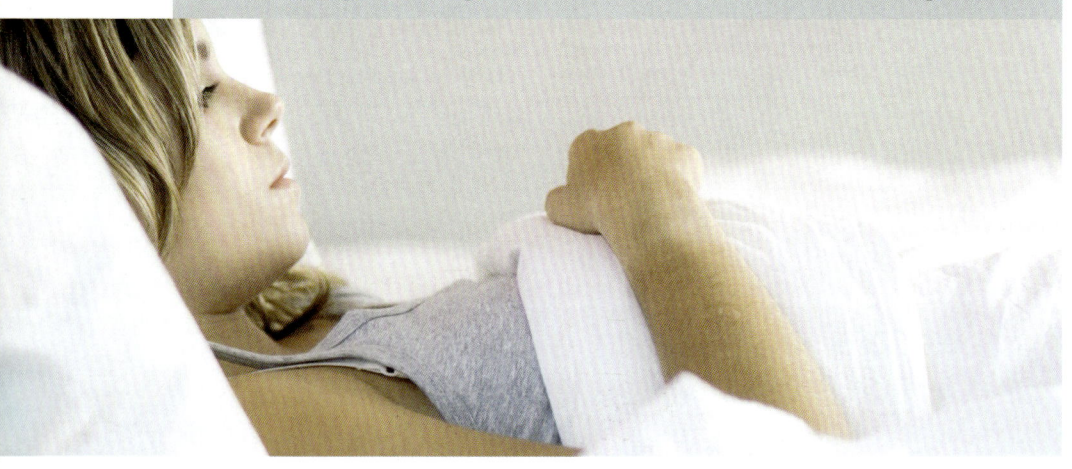

Anwendungen

Die oben beschriebenen Pflanzen liegen in einer Vielzahl von Darreichungsformen vor: Von Tees über Urtinkturen, Tropfen, Kapseln bis hin zu Tabletten. Als Daumenregel gilt auch hier: Achten Sie auf einen ausreichenden Gehalt an Wirkstoffen. Meist ist dieser nur durch Ankonzentrieren zu erreichen. Das heißt, Extrakte, die das Beste aus der Pflanze in hoher Dosierung beinhalten, sind mit dem höchsten Wirkungsgrad verbunden.

Wer qualitativ gute Präparate sucht, könnte bei pflanzlichen Arzneimitteln in der Apotheke fündig werden. Vergessen Sie aber nie zunächst eine Abklärung Ihrer Beschwerden durch den Arzt.

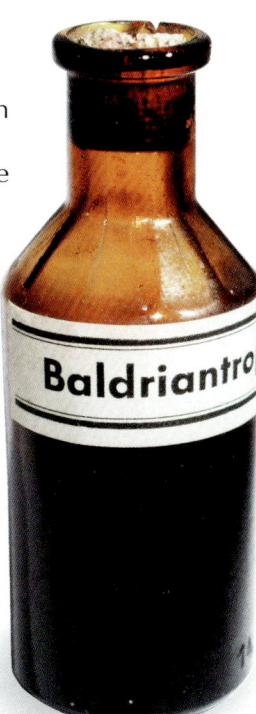

Rechtzeitig die Bremse ziehen – Stress bis zum Burnout

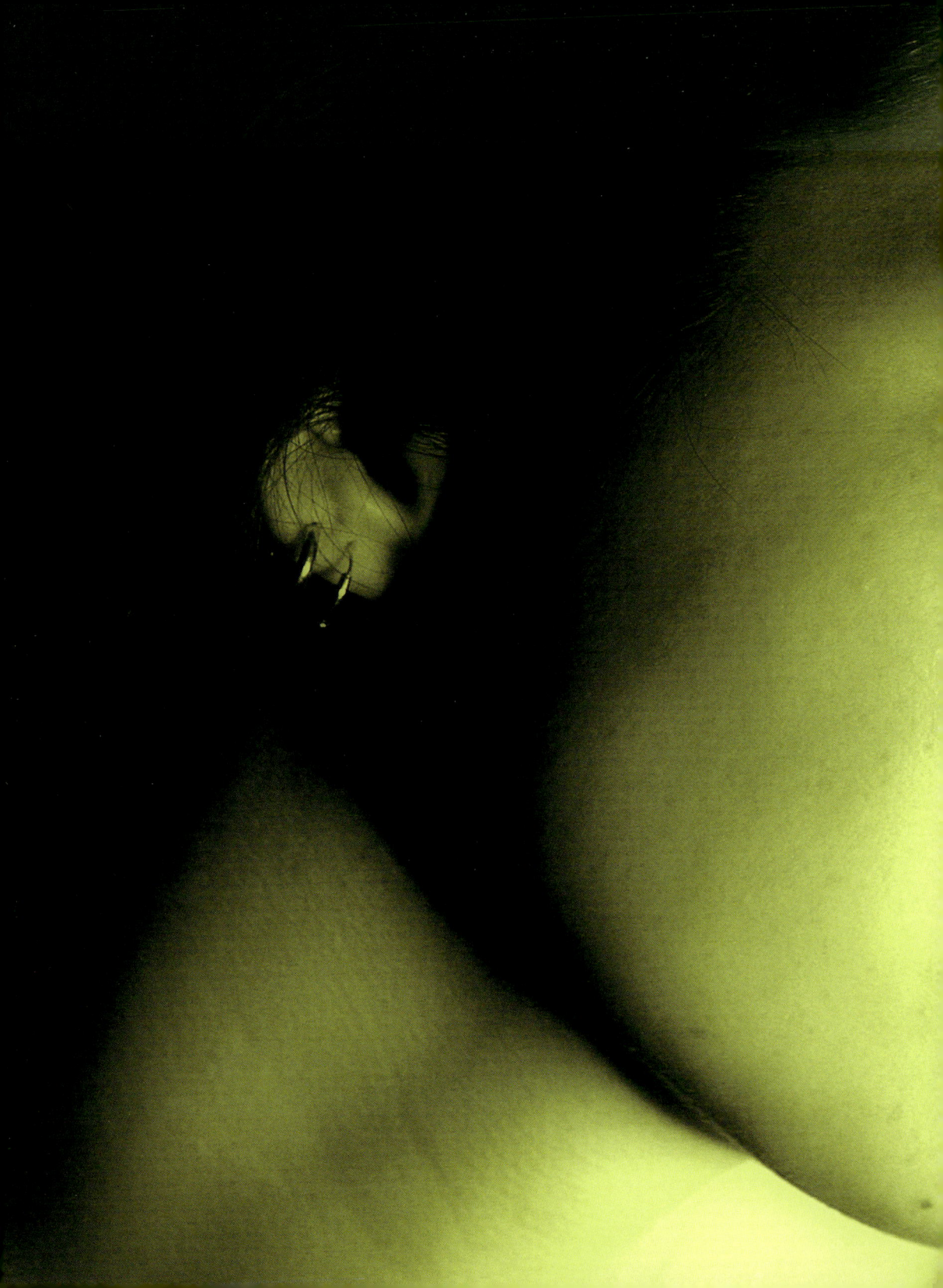

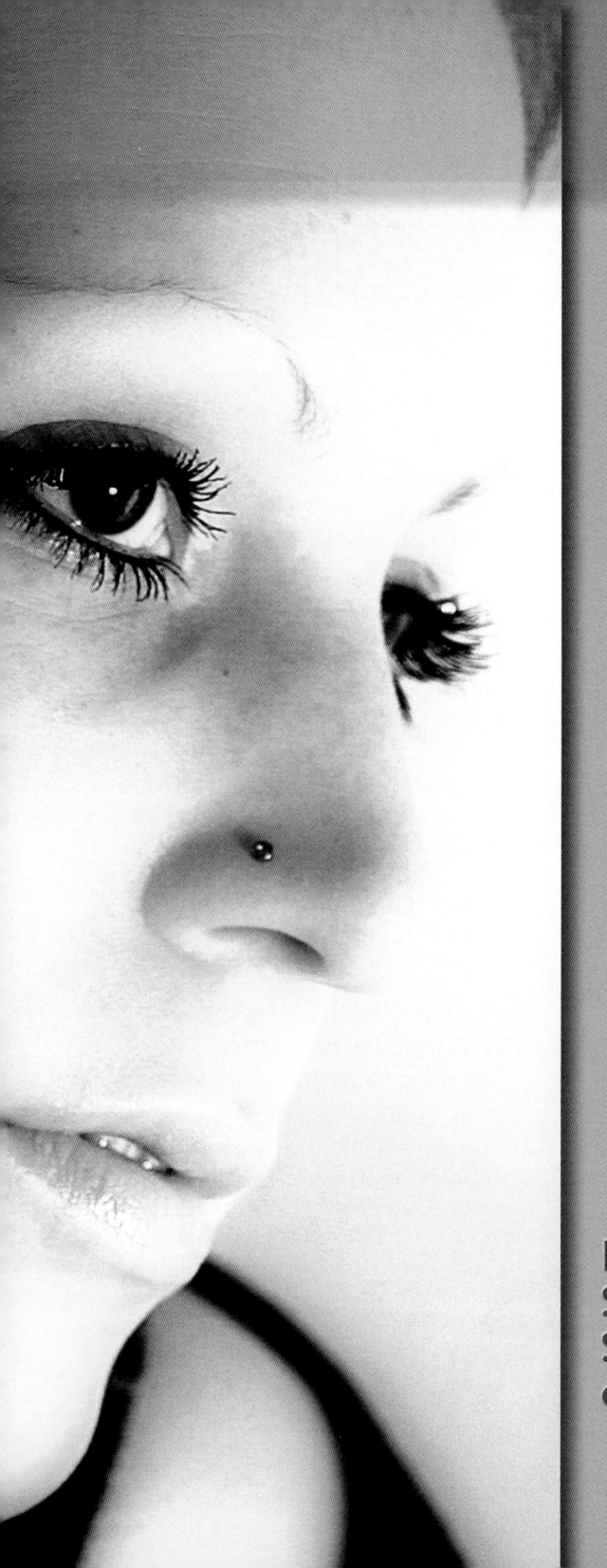

Nicht in bester Stimmung – Schatten auf der Seele

Thomas Klein
**Pflanzenkraft
für die Frau**

Nicht in bester Stimmung – Schatten auf der Seele

Sie ist sehr häufig: Die depressive Verstimmung – gekennzeichnet durch Niedergeschlagenheit, Traurigkeit und Lustlosigkeit. Typischerweise tritt sie in der lichtarmen Jahreszeit, also im Herbst und Winter, auf – hier wird sie auch „Seasonal affective disorder" oder „Winterverstimmung" genannt. Das liegt daran, dass aufgrund der geringeren Sonneneinstrahlung der Neurotransmitter Serotonin vermindert ausgeschüttet wird. Hingegen kommt es zu einem vermehrten Ausstoß von Melatonin – dem Schlafhormon. In der Folge fühlt man sich noch müder und würde am liebsten gleich im Bett bleiben.

So kann sich eine depressive Verstimmung äußern:

- vermindertes Interesse für normale Aktivitäten und Vergnügungen,
- Grübeln, oft auch vor dem Einschlafen,
- träger Gedankenfluss, oft Kreisen um ein Problem,
- Rastlosigkeit oder Trägheit, Unentschlossenheit,
- allgemeine Energielosigkeit, Müdigkeit,
- Rückzugstendenzen.

Bei Hormonschwankungen, wie sie etwa beim prämenstruellen Syndrom vorkommen, kann sich auch die Stimmung eintrüben. Besonders ausgeprägt ist das beim „Baby-Blues", bei dem Frauen direkt nach der Geburt ihres Kindes eine plötzliche Traurigkeit beschreiben. Auch der Östrogenabfall in der Menopause begünstigt negative Gefühle und kann das Wohlbefinden beeinträchtigen.

Unterschied „depressive Verstimmung" und „Depression"

Wenn die depressive Verstimmung vorübergehend ist, also höchstens wenige Tage, liegt nur eine leichte psychische Beeinträchtigung vor, die den meisten Menschen nicht fremd ist und besonders gut mit pflanzlichen Therapien behandelt werden kann. Von einer echten Depression im Sinne einer erns-

Nicht in bester Stimmung – Schatten auf der Seele

ten psychiatrischen Erkrankung spricht man hingegen, wenn depressive Stimmungslage und andere Symptome einer Depression über mindestens 14 Tage anhalten und mit einer deutlichen Beeinträchtigung des Alltagslebens verbunden sind. Gekennzeichnet ist die echte Depression dadurch, dass Sie mit Worten beschrieben werden kann, die alle einen umfassenden Verlust ausdrücken:

- völliger Antriebsverlust,
- Interessensverlust,
- Verlust an Freude und so weiter.

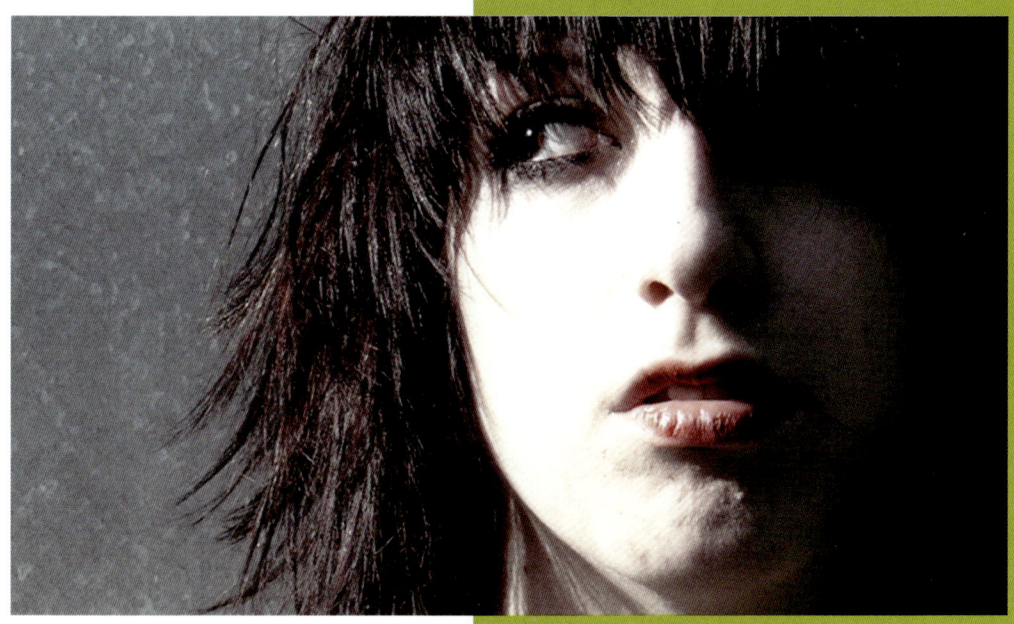

Thomas Klein
Pflanzenkraft für die Frau

Alles fällt schwer, man muss sich zu den alltäglichsten Dingen zwingen, selbst zu solchen, die früher Spaß gemacht haben. Das kann bis zur Unfähigkeit gehen, den Beruf auszuüben oder auch nur die einfachsten Dinge zu erledigen.

Wichtig: Eine echte Depression muss unbedingt ärztlich abgeklärt und therapiert werden. Eine Reihe von Maßnahmen stehen dann zur Verfügung, von Gesprächstherapien bis hin zum oft sinnvollen Einsatz von antidepressiven Medikamenten. Gerade aber bei beginnenden und leichteren, oft saisonalen Verstimmungszuständen bietet auch die Natur erprobte Mittel, die sich durch sanfte, aber zugleich effektive Wirkmechanismen auszeichnen.

Das können Sie selbst tun

Wenn Sie bei sich selbst bemerkt haben, dass Sie manchmal in trübe Stimmung verfallen, gibt es einige hilfreiche Tipps, die Ihnen helfen können.

- **Suchen Sie das Licht.** Das ist wortwörtlich gemeint. Gerade wenn die Tage kürzer werden, neigen viele Menschen zu Schwermut. Dagegen helfen oft schon Spaziergänge in der Sonne. Selbst bei leicht bedecktem Himmel bringt die Kraft des Lichtes die Glückshormone im Gehirn wieder in Gang. Falls Sie in einem Nebelgebiet wohnen: Versuchen Sie, so oft wie möglich über die Nebeldecke zu gelangen. Am besten

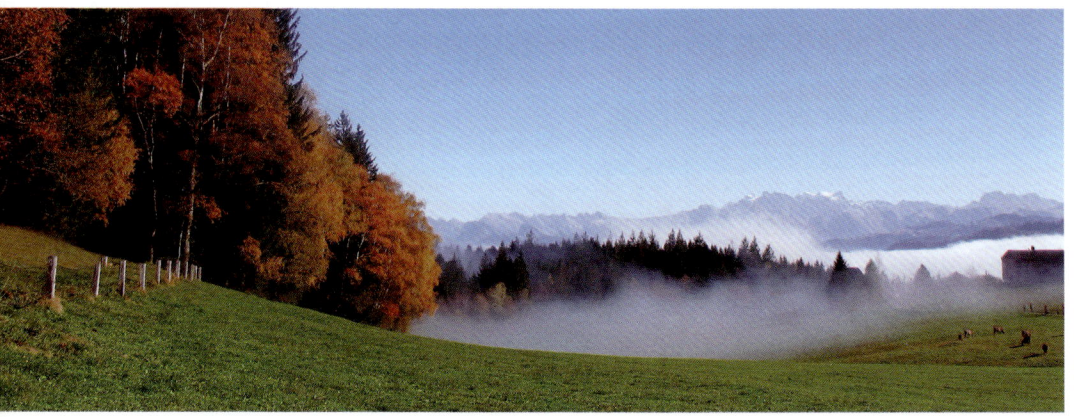

Nicht in bester Stimmung – Schatten auf der Seele

geht das mit Ausflügen in die Berge. Aber auch spezielle Therapielampen, die mit einer Helligkeit von bis zu 10.000 Lux strahlen und ein der Sonne ähnliches Farbspektrum aufweisen, können helfen.

- **Gesunder Schlaf.** Schlafmangel wirkt sich auf die Niedergeschlagenheit nicht unbedingt günstig aus. Es kann zu einem Teufelskreis kommen: schlechter Schlaf – schlechte Stimmung – noch schlechterer Schlaf – und so weiter. Versuchen Sie, durch entspannende Maßnahmen und eventuell dem Einsatz pflanzlicher Mittel (z.B. Baldrian) zu besserem Schlaf zu kommen. Doch schlafen Sie nicht mehr als für Ihre Erholung nötig (meist 7 bis 8 Stunden), sonst kann sich der Effekt ins Gegenteil kehren und Sie werden noch antriebsloser.

- **Autogenes Training.** Darunter versteht man eine Technik der Selbstbeeinflussung, die bereits vor rund 80 Jahren entwickelt wurde. Durch Autosuggestion und bestimmte Formulierungen kommt es zunächst zu positiven Empfindungen und dann auch zu einer Verbesserung der Stimmungslage. Autoge-

Thomas Klein
Pflanzenkraft für die Frau

nes Training muss regelmäßig über einen längeren Zeitraum angewandt werden, um eine Wirkung zu entfalten.

- **Gerade wenn die Stimmung schlecht wird**, neigen viele Menschen dazu, sich zurückzuziehen. In der Arbeit stellen sie die Gespräche mit den Kolleginnen und Kollegen immer mehr ein. In der Freizeit rufen sie keine Freunde mehr an und verbringen die Freizeit am liebsten allein. Aber genau das ist falsches Verhalten! Beachten Sie: Selbst wenn Sie gerade nicht wirklich Lust dazu haben, sollten Sie Ihre sozialen Kontakte aktivieren. Gehen Sie aus, treffen Sie Menschen. Sie werden sehen, dass diese Treffen dann doch mehr Spaß bringen als gedacht.

- **Machen Sie regelmäßig Sport.** Das schüttet Glückshormone aus, wie etwa das Serotonin. Gerade rhythmische Ausdauersportarten, wie etwa Joggen oder Nordic Walking, können zu einem „Flow-Moment" führen. Das ist ein beinahe rauschähnlicher Zustand, in dem alles fließt und sich trübe Gedanken von selbst auflösen. Plötzlich wird alles leicht und die Welt sieht nicht mehr ganz so grau aus. Neue Ideen kommen. Vorher nicht gesehene Problemlösungen tun sich auf.

- **Auch Stress** kann Körper und Geist so weit ermüden, dass als Erschöpfungszeichen eine depressive Verstimmung auftritt. Lesen Sie im Kapitel über Stress, wie Sie sich durch Maßnahmen im beruflichen und privaten Bereich vom negativen

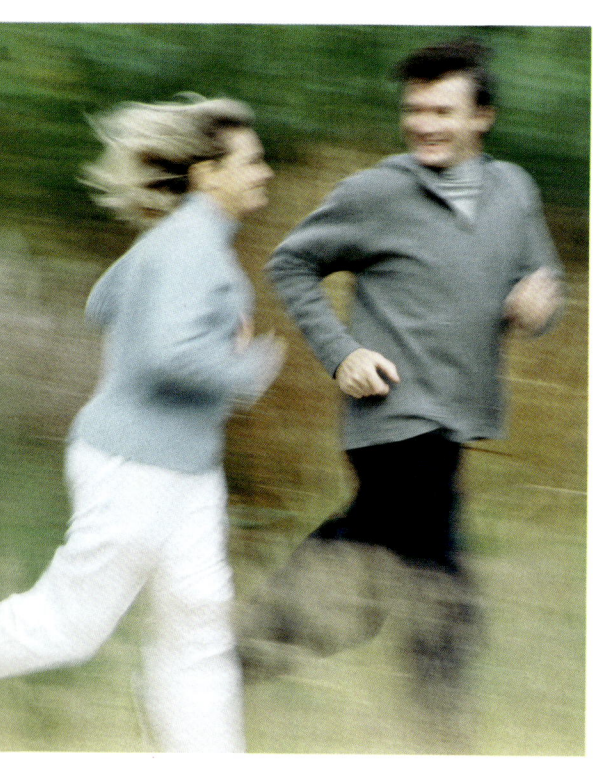

Nicht in bester Stimmung – Schatten auf der Seele

Einfluss einer Stressbelastung befreien können. Und wie Sie die heilende Kraft der Pflanzen nutzen.

■ **Ernähren Sie sich richtig?** Besonders als Präventivmaßnahme ist auf eine gesunde Ernährungsweise zu achten, und auch bei bestehender Verstimmung kann sie helfen. Zu den wichtigsten Bausteinen für das Gehirn zählen die Omega-3-Fettsäuren, enthalten z.B. in Fisch und Leinöl, aber auch ankonzentriert in Kapseln, die geruchs- und geschmacksfrei sind. Omega-3-Fettsäuren reichern sich in den Wänden der Nervenzellen an und sorgen dafür, dass diese geschmeidig bleiben. Darüber hinaus bilden Sie auch die Grundlage für Neurotransmitter und haben in Studien stimmungsaufhellende Effekte gezeigt. Auch Folsäure, Magnesium oder die Vitamine B_6, B_9 und B_{12} spielen für die Gesundheit der Psyche eine große Rolle. Essen Sie daher viel Obst, Gemüse, Nüsse und Hülsenfrüchte.

Thomas Klein
Pflanzenkraft für die Frau

Pflanzenkraft gegen depressive Verstimmung

Johanniskraut

Die in Europa und Asien ansässige Arzneipflanze Johanniskraut wird seit antiken Zeiten in der Heilkunde eingesetzt. Die Bezeichnung „Johanniskraut" bezieht sich auf Johannes den Täufer, da die Pflanze um den Johannistag am 24. Juni ihre gelben Blüten öffnet. Somit gilt das Johanniskraut in der traditionellen europäischen Medizin als eine Pflanze, die mit dem Sommer, Wärme und Glücksgefühlen in Zusammenhang steht. Lateinisch gab man der Pflanze auch den Namen *Hypericum perforatum*, weil die Blätter mit ihren zahlreichen Öldrüsen so aussehen, als hätten sie viele kleine Löcher.

Bereits Plinius der Ältere erwähnte die Pflanze vor über 2.000 Jahren in seiner *Historia Naturalis*. Dass sich Johanniskraut positiv auf die Psyche auswirkt, erkannte man aber erst im frühen Mittelalter. Nach dem 16. Jahrhundert wurde dem stimmungsaufhellenden Effekt der Heilpflanze zunehmend Beachtung geschenkt. Ärzte machten gute Erfahrungen bei der klinischen Anwendung. In Werken des 18. Jahrhunderts empfehlen Wissenschaftler, Johanniskraut als Mittel gegen die Melancholie einzusetzen. Als im 19. Jahrhundert zunehmend synthetische Medikamente entwickelt wurden, verlor das Johanniskraut gemeinsam mit anderen Heilpflanzen zunächst an Bedeutung. Dank intensiver Forschungsarbeiten erlangte Johanniskraut ab Mitte des vorigen Jahrhunderts aber wieder Bekanntheit als wirksames pflanzliches Mittel bei leichten bis mittelgradigen seelischen Verstimmungszuständen.

Johanniskraut beeinflusst verschiedene Neurotransmitter auf günstige Weise. Neurotransmitter, wie etwa Serotonin oder Dopamin, sind die Botenstoffe, die im Gehirn zwischen den Nervenenden hin- und hergeschickt werden. Gibt es zu wenige Botenstoffe, wird die Stimmung schlecht. Johanniskraut sorgt dafür, dass mehr Botenstoffe gebildet und vor allem länger im Spalt zwischen den Nervenenden verbleiben und nicht so rasch wieder abgebaut werden. Dieser Normalisierungsvorgang braucht zwei bis drei Wochen – das ist aber auch eine Zeit, die synthetische Antidepressiva brauchen, um eine Besserung zu bringen. Zu-

Nicht in bester Stimmung – Schatten auf der Seele

gleich gibt es Studien, die gezeigt haben, dass die Stresshormonausschüttung, die bei einer seelischen Verstimmung oft erhöht ist, unter Johanniskrauteinnahme abnimmt. Weniger Stresshormone bedeutet weniger Belastung für den Körper allgemein, speziell für Blutgefäße und Organe. Das Haupteinsatzgebiet des Johanniskrauts sind aber leichte und mittelgradige depressive Verstimmungen, aber auch der Einsatz bei Migräne, Angstzuständen und Alzheimer-Demenz wird beforscht.

Anwendung

Obwohl auch Tees eingesetzt werden, können in Absprache mit Arzt und Apotheker hochdosierte Extrakte in fertigen Arzneimitteln sinnvoll sein. Entsprechende Präparate können Sie in der Apotheke beziehen, bitte beachten Sie die Hinweise der beigelegten Gebrauchsinformation. Falls Sie andere Medikamente einnehmen – dies gilt auch für „die Pille" als Verhütungsmittel – sprechen Sie zuvor mit Ihrem Arzt. Johanniskraut ist ein sicheres, gut erforschtes und lange erprobtes pflanzliches Mittel und somit ein Paradebeispiel für effektive Phytotherapie.

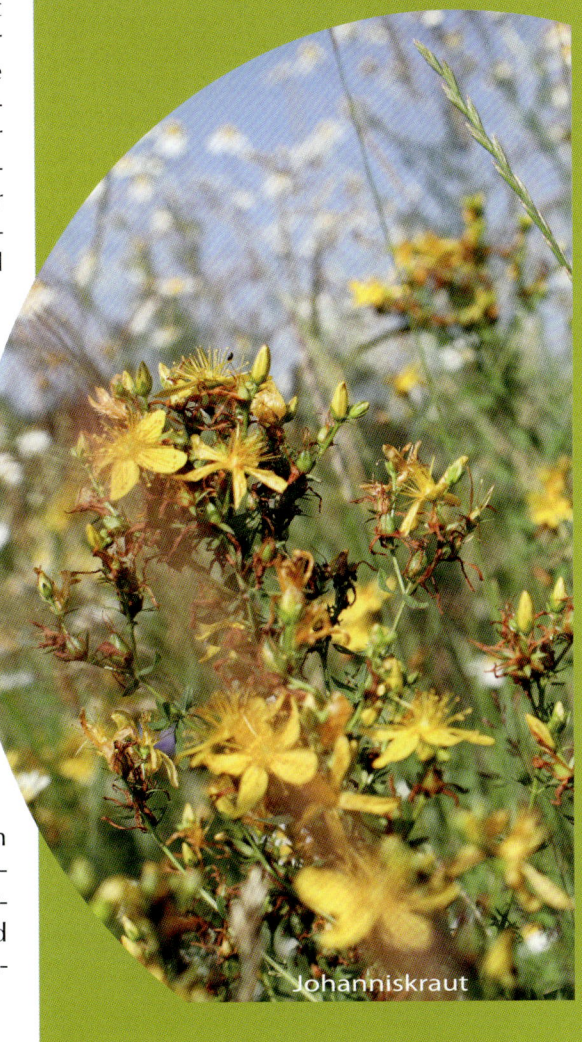

Johanniskraut

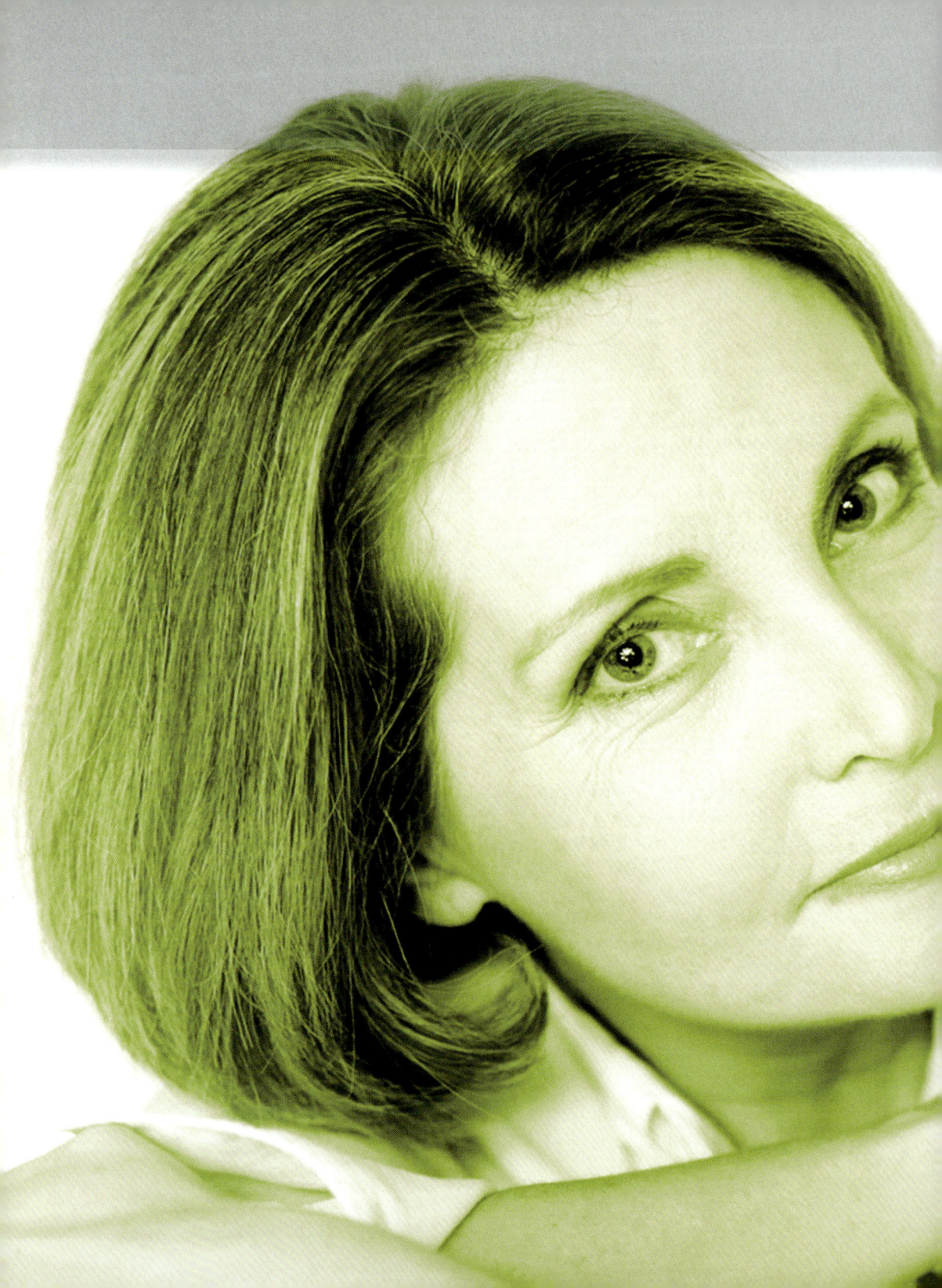

Auch morgen
noch vital –
Best Aging
als Lebens-
einstellung

Thomas Klein
Pflanzenkraft für die Frau

Auch morgen noch vital – Best Aging als Lebenseinstellung

Es ist kein Geheimnis: Jeder möchte ein hohes Alter erreichen, aber keiner möchte alt sein. Leider können biologische Alterungsprozesse nicht völlig aufgehalten werden, aber Sie können aktiv ihr Fortschreiten verlangsamen. Durch einige allgemeine Tipps und auch durch die Kraft der Pflanzen können Sie Vitalität, gutes Aussehen und Zufriedenheit auch bis weit in die „zweite Halbzeit" des Lebens hinein aufrechterhalten.

Was passiert beim Altern?

Längst sind nicht alle Vorgänge entschlüsselt, die dazu führen, dass wir altern. Es gibt dazu hunderte Theorien. Fest steht nur, dass die Funktion der Gewebe langsam nachlässt, was zu Alterserscheinungen in allen inneren Organen und auch im äußeren Erscheinungsbild führt. Vermutlich sind komplexe Vorgänge am Erbgut, unserer DNA, ursächlich für das Altern verantwortlich. Täglich treten durch innere und äußere Einflüsse tausende Schäden an der DNA-Doppelhelix auf, von denen zwar die meisten repariert werden, doch in Summe altert die Zelle.

Das können Sie selbst tun

- **Ernährung**: Halten Sie sich an die traditionelle mediterrane Küche. In Mittelmeerländern ist immer noch eine Kost weit verbreitet, deren Zusammensetzung gesundheitsfördernd ist. Typischerweise enthalten sind Oliven und ihr kaltgepresstes Öl, frisches Gemüse wie Tomaten, Auberginen, Paprika, Zucchini, Knoblauch, Lauch und Zwiebeln. Dazu oft Fisch, der reich an Omega-3-Fettsäuren ist, und Meeresfrüchte. Eingesetzte Kräuter und Gewürze umfassen Thymian, Rosmarin, Koriander, Salbei, Fenchel, Kümmel, Anis, Oregano und Basilikum. Manchmal kommt auch regelmäßiger, aber nicht

Auch morgen noch vital – Best Aging als Lebenseinstellung

zu intensiver Rotweingenuss hinzu. Studien zufolge wirkt sich diese Art zu essen und zu genießen nicht nur günstig auf Herz und Kreislauf aus, sondern auch auf die Langlebigkeit.

■ **Bekämpfen Sie freie Radikale.** Das sind aggressive Sauerstoffmoleküle, die aus dem körpereigenen Stoffwechsel stammen oder von außen durch schädliche Einflüsse zugeführt werden. Vitamin E, Vitamin C, Provitamine wie Beta-Karotin oder Spurenelemente wie Selen haben eine antioxidative

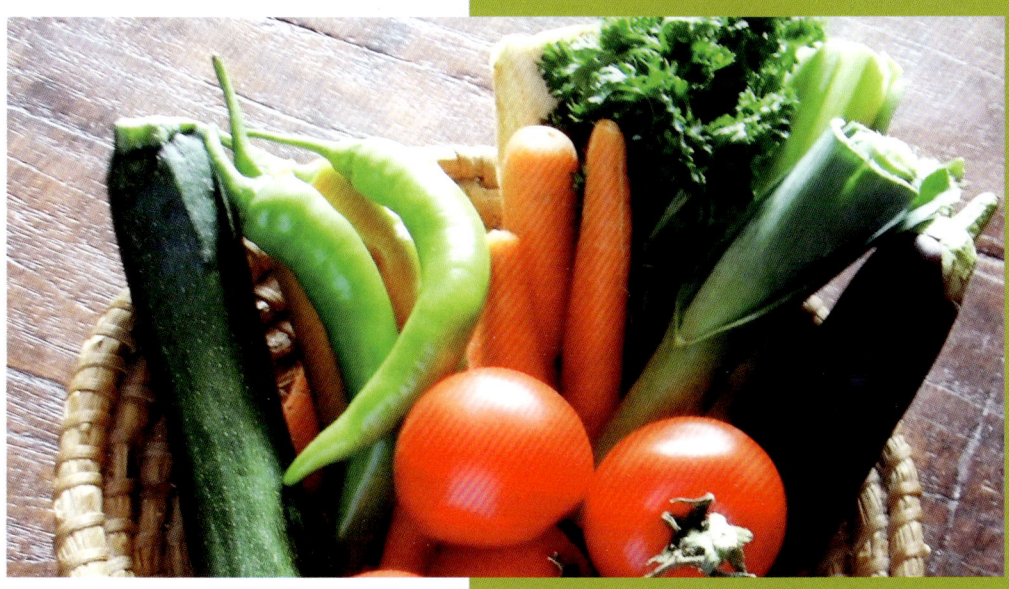

Thomas Klein
Pflanzenkraft für die Frau

Wirkung. Sie können die freien Radikale unschädlich machen.

■ **Rauchen? Besser nicht.** Ein echter Hautfeind ist das Nikotin, das die Durchblutung in den kleinen Gefäßen verringert. Die Strukturproteine der Haut leiden, eine vermehrte Faltenbildung ist die Folge. Auch für die inneren Organe ist Rauchen schädlich, besonders für die Lunge. Arterien können bei Rauchern schneller verkalken.

■ **Vorsicht mit der Sonne.** UV-Strahlen dringen tief in die Haut ein und können Brüche der DNA verursachen. Also nur mit ausreichendem Lichtschutz (Sonnenschutz, Hut, Hemd usw.) in die Sonne gehen und die Bestrahlungszeit dem Hauttyp anpassen.

■ **Alkohol in Maßen.** An sich ist Alkohol ein Zellgift, das etwa zu Schädigung der Leber und zum Absterben von Gehirnzellen führen kann. Hier macht aber die Menge das Gift. Sehr kleine Mengen (maximal ein Glas) von einem guten Rotwein scheint Studien zufolge nicht zu schaden. Besonders das Resveratrol, das in hohen Mengen im Rotwein enthalten ist, entfaltet sogar eine positive Wirkung auf das Gefäßsystem.

■ **Bewegung hält jung,** da Stresshormone abgebaut werden und sich der Stoffwechsel verbessert. Nach neueren Erkenntnissen setzen Muskeln sogar hormonähnliche Substanzen frei, die Myokine, welche unter anderem vor Diabetes schützen sollen. Die Sportart muss gelenkschonend sein, wie Schwimmen, Walken, Langlaufen. Radfahren kann in den Wintermonaten auch auf dem Heimtrainer stattfinden. Überanstrengen Sie sich zu Beginn nicht – weniger ist oft mehr! Das Training sollte sich langsam aufbauen, stoppen Sie sofort, falls es zu Herzrasen, Atemnot oder Unwohlsein kommt. Der Puls darf nicht höher steigen als 220 Schläge pro Minute minus Lebensalter.

Pflanzenkraft, um vital zu bleiben

Bis ins hohe Alter gut auszusehen und fit zu sein – wer wünscht sich das nicht? Einige Stoffe aus der Natur können helfen, um Herz, Kreislauf, Geist und insgesamt das Wohlbefinden im „grünen Bereich" zu halten.

Knoblauch – gut für die Gefäße

Zu allen Zeiten besaß Knoblauch (*Allium sativum*) höchstes Ansehen als Heilpflanze. Bereits die alten Ägypter setzten ihn ein. Beim Bau der Pyramiden wurde er zu hohen Kosten den Arbeitern täglich ins Essen gemischt, um ihre Gesundheit zu erhalten. Wegen seiner hemmenden Wirkung auf

Auch morgen noch vital – Best Aging als Lebenseinstellung

Thomas Klein
Pflanzenkraft für die Frau

das Wachstum von Bakterien und Pilzen fand er sogar beim Einbalsamieren der Mumien Verwendung.

Knoblauch wirkt sich vorteilhaft auf den Blutfluss in den kleinen Gefäßen aus. Er leistet einen Beitrag zur Normalisierung des Cholesterinspiegels und dürfte Studien zufolge einen leicht blutdrucksenkenden Effekt haben. Empfohlen werden 2 bis 3 frische Knoblauchzehen täglich. Falls Sie Knoblauch geschmacklich oder des Geruchs wegen nicht mögen, gibt es auch Kapselpräparate ohne Geruch und Geschmack. Achten Sie aber darauf, dass diese auf einen hohen Gehalt an Alliin standardisiert sind. Das ist der Stoff, der durch enzymatische Umwandlung zum eigentlich wirksamen Bestandteil wird, dem Allicin.

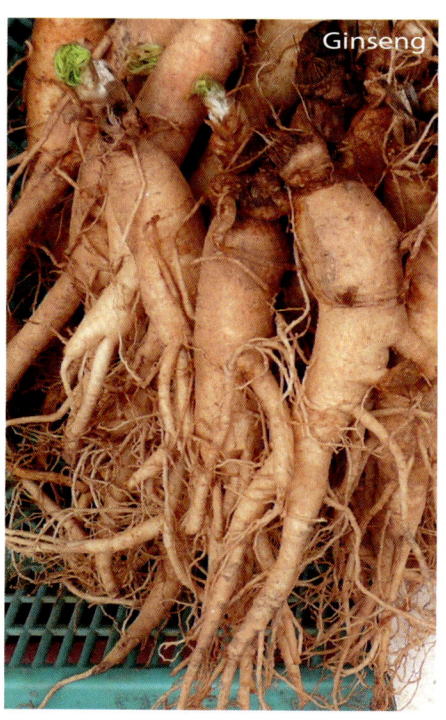

Ginseng

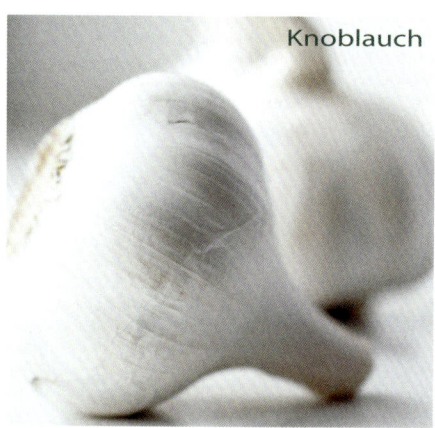

Knoblauch

Ginseng für den Geist

Aus der asiatischen Gesundheitslehre ist Ginseng nicht wegzudenken. Der Legende nach entdeckte der chinesische Herrscher und Gründer der Pflanzenheilkunde Shen Nung die Ginseng-Wurzel bereits im 2. Jahrtausend vor Christus. Im alten China galt Ginseng, das lange teurer als Gold war, als Krönung der Gesundheit und war deshalb nur den Kaisern vorbehalten. Die natürliche Kraftquelle steigert Antrieb, Leistungsfähigkeit und Vitalität. Ginseng soll auch die Gedächtnisleistung und die Konzentration verbessern.

Rote Weintrauben als Anti-Aging

Die Schale der roten Weintraube enthält größere Mengen von Resveratrol, eine Substanz, die einen guten Ruf als Anti-Aging-Mittel genießt. Resveratrol ist auch in Traubensaft enthalten und besonders hoch ankonzentriert in einem guten Rotwein bzw. hochwertigen Resveratrol-Extrakten (z.B. in Nahrungsergänzungsmitteln). Wie viele andere sekundäre Pflanzenstoffe in der Natur dient auch das Resveratrol dem Schutz der Pflanze – etwa gegen Schädlingsbefall und starke UV-Einstrahlung. Resveratrol gehört zu den stärksten Radikalfängern, kann also schädliche, aggressive Sauerstoffverbindungen neutralisieren und so zum Anti-Aging und dem Schutz der Gefäße vor Verkalkung beitragen. Neue Studien belegten zudem die Aktivierung bestimmter Enzyme (Sirtuine), die für ein längeres Leben sorgen könnten, indem sie bestimmte epigenetische Einflüsse entfalten.

Auch morgen noch vital – Best Aging als Lebenseinstellung

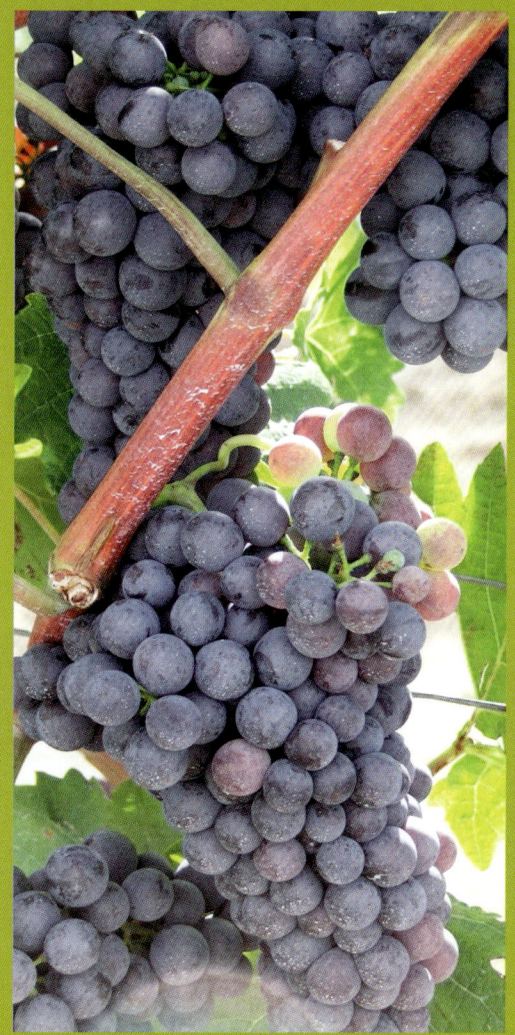

Thomas Klein
Pflanzenkraft für die Frau

Tomaten als Zellschutz

Die Tomate ist reich an Lycopin, das ist der stärkste Radikalfänger aus der Gruppe der Carotinoide. So wappnet sich die Pflanze gegen die pralle Mittagssonne des Südens. Im menschlichen Körper entfaltet Lycopin zellschützende Wirkung, besonders in Geweben, in denen es sich bevorzugt anreichert, etwa Brust, Haut und Gebärmutter.

Olivenöl hat ungesättigte Fettsäuren

Bestimmte Stoffe in Oliven und Olivenöl wirken sich über die Jahre betrachtet positiv auf Herz, Gefäße und Stoffwechsel aus. Olivenöl zählt zu den gesündesten Fettsäuren, da es einen sehr hohen Gehalt an ungesättigten Fettsäuren (v.a. Omega-9) aufweist. Olivenpolyphenole wirken dazu antioxidativ. Olivenöl sollte in keiner Küche fehlen.

Rezepte aus der traditionellen griechischen Küche

Die nachfolgenden Rezepte stammen aus dem Buch *Bläuel, Gasser: Olivenöl. Wien 2014*, gelten im Regelfall für 4 Personen und sollen ein wenig Gusto auf mediterrane Küche machen. Sie finden viele weitere Rezepte in einschlägigen Kochbüchern sowie entsprechenden Plattformen im Internet. Lassen Sie sich inspirieren – Ihre Gesundheit wird es Ihnen danken.

Patates Tiganites Me Trimeni Kefalograviera

Zutaten:
Olivenöl zum Frittieren
2–3 Kartoffeln
25 g geriebener Hartkäse pro Kartoffel

Zubereitung:
Die in Scheiben geschnittenen Kartoffeln in Olivenöl fritieren und mit Käse bestreut servieren.

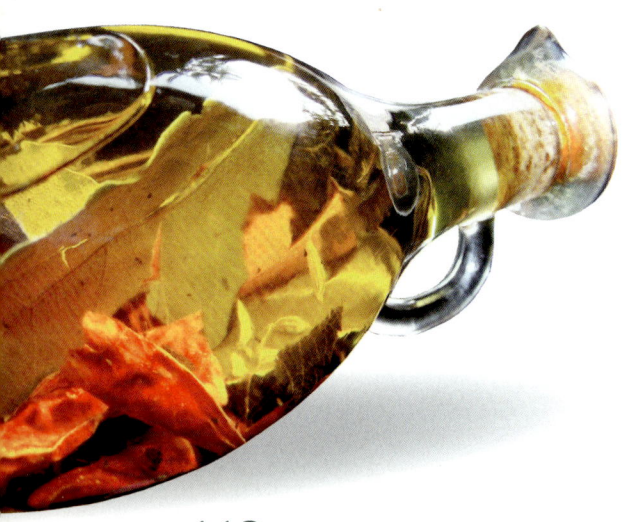

Feta Psiti – gegrillter/gebratener griechischer Feta-Käse

Zutaten:
1 Scheibe (ca. 100 g) griechischer Feta-Käse
1½ EL Olivenöl nativ extra
Oregano

Zubereitung:
Den mit Olivenöl beträufelten Feta mit Oregano bestreuen und auf einem geeigneten Geschirr goldgelb grillen/braten.
Eventuell mit Tomate, Olive und Kapern garnieren und mit Weißbrot oder Fladenbrot heiß servieren.

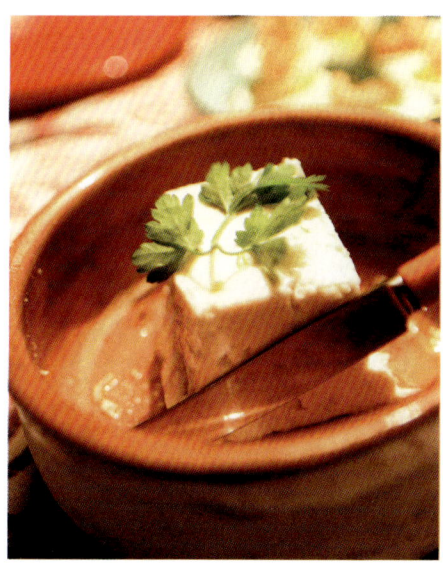

Auch morgen noch vital – Best Aging als Lebenseinstellung

Thomas Klein
Pflanzenkraft für die Frau

Piperies Psites Gemistes Me Feta – gegrillte Pfefferoni mit Feta gefüllt

Zutaten:
4 große grüne Pfefferoni
200 g Feta-Käse
4 EL Olivenöl nativ extra
Oregano

Zubereitung:
Pfefferoni von allen Seiten anbraten, bis die Haut Bläschen bildet. Ca. 5–7 Minuten abkühlen lassen, die Haut abschälen und vorsichtig die Samen aus dem Inneren entfernen. Anschließend mit Feta füllen, goldgelb grillen/braten und mit Olivenöl und Oregano marinieren. Heiß servieren.

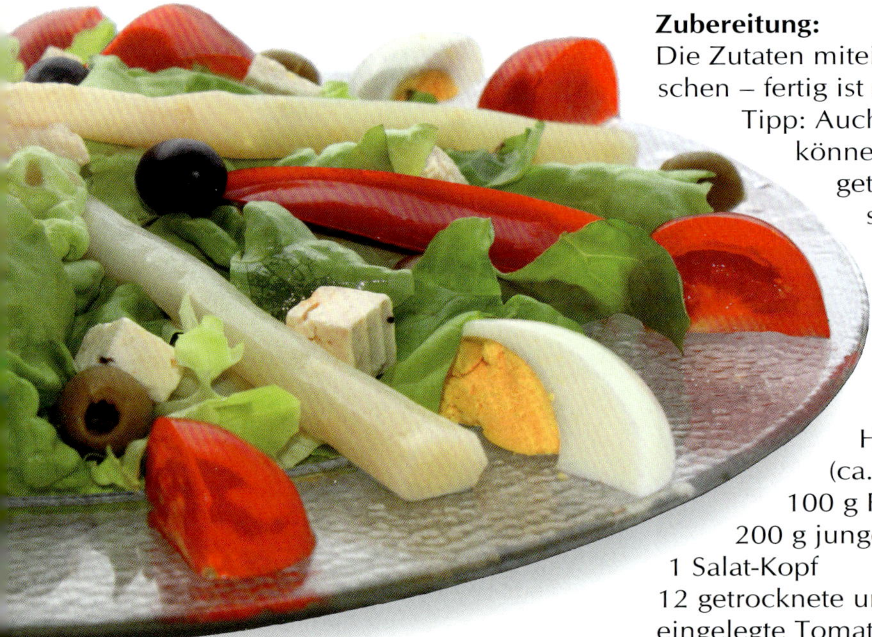

Salata Me Tomates. Elies Kai Kapari

Zutaten:
2 in Würfel geschnittene Tomaten
4–6 entkernte griechische Kalamata-Oliven, geschnitten
4–6 große griechische Kapern
2 TL Olivenöl nativ extra
1 TL frischgepresster Zitronensaft

Zubereitung:
Die Zutaten miteinander vermischen – fertig ist der Salat.
Tipp: Auch diesen Salat können sie auf frisch getoastetem Brot servieren.

Hirtensalat

Zutaten :
4 Scheiben Haloumi-Käse (ca. 80 g)
100 g Rucola
200 g junger Spinat
1 Salat-Kopf
12 getrocknete und in Olivenöl eingelegte Tomaten

Auch morgen noch vital – Best Aging als Lebenseinstellung

Zutaten Pesto-Marinade:
50 g Zwiebel
50 g Pesto
100 g getrocknete Tomaten (in Olivenöl eingelegt)
70 ml Balsamico-Essig
125 ml Olivenöl
Salz
Pfeffer

Zubereitung:
Salate und Spinat putzen, waschen, trockenschleudern und grob zerpflücken.

Für die Marinade Zwiebel schälen, in Ringe schneiden und in einer Pfanne mit ein wenig Olivenöl hell rösten.

Zwiebel mit dem Pesto und den getrockneten Tomaten im Mixer zu einer homogenen Sauce verarbeiten. Langsam Olivenöl und Essig einrühren. Marinade mit Salz und Pfeffer abschmecken.

In einer Pfanne ein EL Olivenöl erhitzen, Käse darin 2–3 Minuten auf jeder Seite braten. Auf Küchenpapier abtropfen lassen.

Salate und Spinat behutsam mit der Marinade vermischen, anrichten, mit je einer Scheibe gebratenem Käse belegen und mit getrockneten Tomaten garnieren.

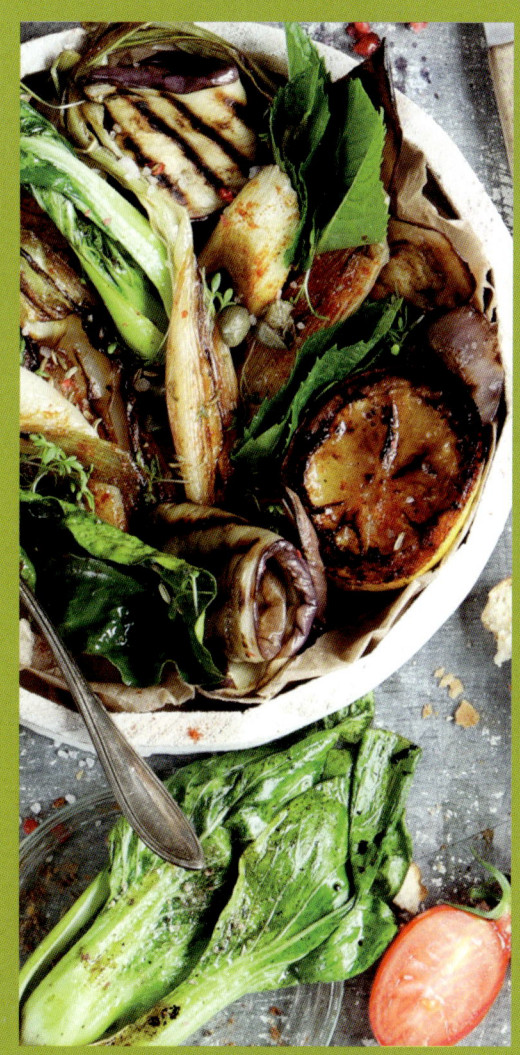

Thomas Klein
Pflanzenkraft für die Frau

Oktopus-Salat

Zutaten:
1 Oktopus (ca. 1,2–1,5 kg, aufgetaut)
1 Zwiebel
250 ml trockener Weißwein
2 Lorbeerblätter
5 schwarze Pfefferkörner
je ½ gelber, grüner und roter Paprika
125 ml Olivenöl
Rotweinessig (oder Zitrone)

Garnitur:
Kalamata-Oliven
Petersilie (gehackt)
Salz
Pfeffer

Zubereitung:
Zwiebel schälen und vierteln. Oktopus mit Zwiebel, Wein und ein wenig Wasser, Lorbeerblättern, Pfefferkörnern in einen Topf geben und zugedeckt ca. 1–1¼ Stunden bei schwacher Hitze weich dünsten (der Oktopus verliert beim Kochen etwa die Hälfte seines Gewichts). Ab und zu kontrollieren und nach Bedarf Wasser zugeben. Garprobe: Mit einer Nadel oder Gabel anstechen; sie soll sich leicht herausziehen lassen. Oktopus aus dem Topf nehmen, abkühlen lassen. Kopf entfernen, Haut unter fließendem Wasser abziehen. Oktopus in Stücke, Paprika in Würfel schneiden. Oktopus und Paprika mit Olivenöl marinieren, mit Salz, Pfeffer und Essig abschmecken.
Salat 2–3 Stunden im Kühlschrank ziehen lassen und eine halbe Stunde vor dem Servieren herausnehmen. Mit Oliven und Petersilie bestreut servieren.

Tipp: Kaufen Sie am besten tiefgekühlten Oktopus und lassen Sie ihn im Kühlschrank auftauen.

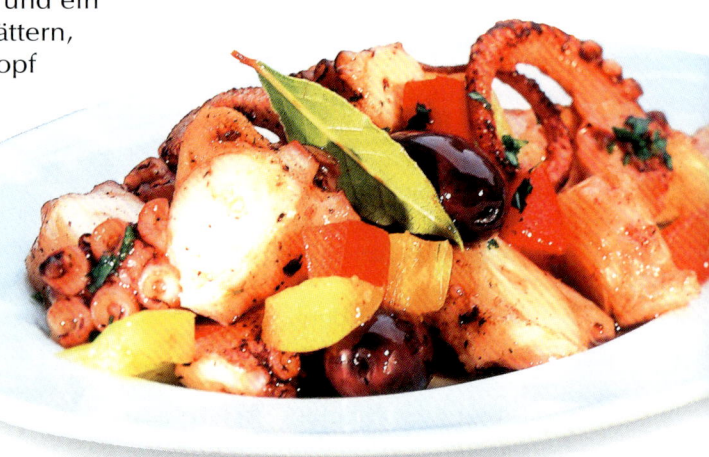

Gemista – gefüllte Tomaten und Aubergine

Zutaten:
500 ml Olivenöl
4 große Tomaten
2 mittelgroße Auberginen
Reis – pro Tomate/Aubergine je 1 gehäufter EL
2 Knoblauchzehen
1 Bund Petersilie
1 TL Zucker
Salz
Pfeffer
½–1 großes Glas Wasser

Zubereitung:
Tomaten und Auberginen waschen. Deckel abschneiden und aushöhlen. Gemüse in Auflaufform setzen. „Deckel" beiseite legen.

Inhalt der Tomaten und Auberginen mischen und in Mixer oder per Hand zerkleinern. Knoblauchzehen klein schneiden. Petersilie waschen und klein schneiden. Ein TL Zucker und 250 ml Olivenöl sowie erforderliche Reismenge (ungekocht) zufügen und alles vermischen. Mit Salz und Pfeffer würzig abschmecken.

In Tomaten und Auberginen einfüllen. Deckel aufsetzen!

Auch morgen noch vital – Best Aging als Lebenseinstellung

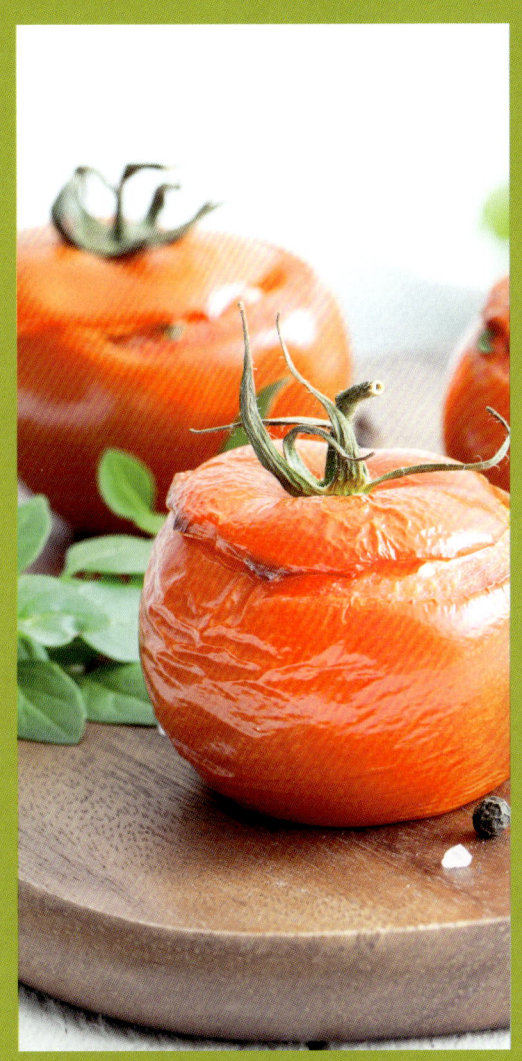

Thomas Klein
Pflanzenkraft für die Frau

250 ml Olivenöl in Auflaufform gießen. ½ Glas Wasser dazugießen.
In vorgeheizten Backofen auf die mittlere Schiene schieben bei ca. 200 °C 55 Minuten garen.

Tipp: Nach ca. 30 Minuten nachschauen, ob sich noch genug Flüssigkeit am Boden der Auflaufform befindet. Wenn das Gemüse auf dem „Trockenen" steht, noch einmal ½ Glas Wasser nachgießen.

Die Eigenflüssigkeit von Gemüse ist – je nach Sorte und Qualität – sehr unterschiedlich, daher variiert die Wassermenge, die zugegeben werden muss.

Falls Sie keine Auberginen mögen, können Sie auch Paprika verwenden!

Gefüllte Sardinen

Zutaten:
1 kg Sardinen
2 Fleischtomaten
2 Esslöffel gehackte Petersilie
100 ml Olivenöl
100 g Kapern (in Olivenöl)
2 Zehen Knoblauch
1 Zwiebel
Salz
Pfeffer

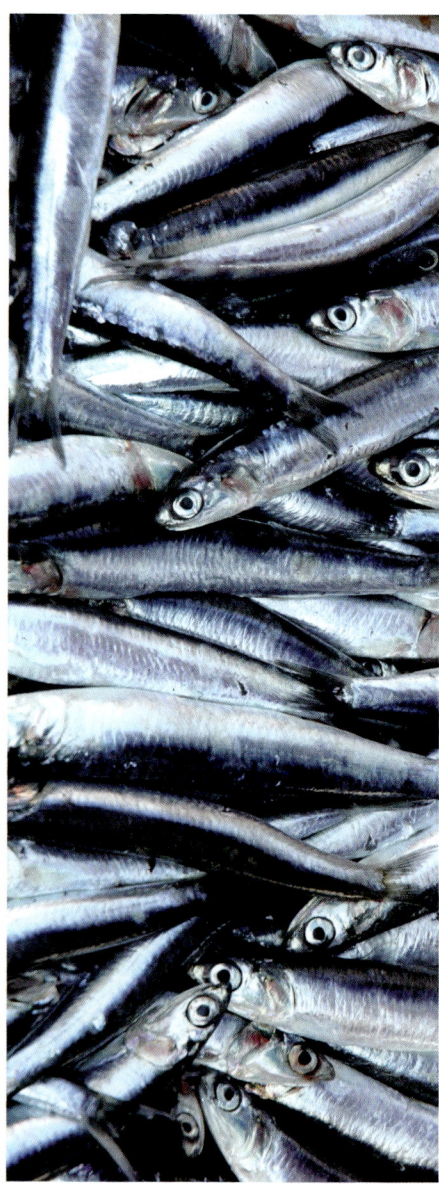

Auch morgen noch vital – Best Aging als Lebenseinstellung

Zubereitung:
Sardinen schuppen, den Kopf abtrennen. Sardinen ausnehmen, waschen, abtropfen lassen, trocken tupfen und filetieren.

Tomaten ca. zwei Minuten in kochendem Wasser blanchieren, herausnehmen, in kaltem Wasser abschrecken und enthäuten. Tomaten entkernen und in kleine Stücke schneiden.

Zwiebel und Knoblauch schälen und kleinwürfelig schneiden. In einer Pfanne 50 ml Olivenöl erhitzen, Zwiebel und Knoblauch darin goldbraun anrösten. Tomaten, Petersilie und Kapern zugeben und bei mittlerer Hitze ca. fünf Minuten dünsten, mit Salz und Pfeffer abschmecken.

Backrohr auf 180 °C vorheizen, ein Backblech mit Olivenöl bestreichen. Sardinen salzen, pfeffern, mit der Tomatenmischung belegen und mit dem restlichen Olivenöl beträufeln. Sardinen auf das Blech legen und im Rohr ca. 15 Minuten braten. Sardinen aus dem Rohr nehmen, mit gehackter Petersilie bestreuen und servieren.

Dieses Gericht schmeckt sowohl warm als auch kalt!

Thomas Klein
Pflanzenkraft für die Frau

Garides Jouvetsi – überbackene Garnelen

Zutaten:
1 kg mittelgroße Garnelen
1 mittelgroße Zwiebel
400 g Tomaten
4 Lauchzwiebeln
2 Knoblauchzehen
125 g Schafskäse
150 ml trockener Weißwein
2 TL klein geschnittene Petersilie
1 TL Oregano
150 ml Olivenöl
Salz
Pfeffer

Zubereitung:
Garnelen säubern, peelen, Köpfe entfernen, waschen, abtrocknen. Zwiebel, Lauchzwiebeln und Tomaten häuten und klein schneiden. Den Schafskäse reiben.

Olivenöl in einer Pfanne erhitzen und Zwiebel in einem großen Topf glasig braten. Lauchzwiebeln und Knoblauch dazugeben und ca. 3 Minuten weiterbraten. Tomaten, Wein, Petersilie, Oregano dazufügen. Salzen und pfeffern. Bei geschlossenem Deckel ca. 30 Minuten auf kleiner Flamme kochen – bis die Flüssigkeit eingedickt ist.

Die Hälfte der fertigen Sauce in eine feuerfeste Form gießen. Garnelen hinzufügen und den Rest der Sauce übergießen. Mit dem zerbröselten Schafskäse bedecken.

Im vorgeheizten Backofen bei 220 °C 10–15 Minuten überbacken, bis der Käse zerlaufen ist.

Lamm-Stifado

Zutaten:
1 kg Lamm mit Knochen
1 kg sehr kleine Zwiebeln
1 kg frische Tomaten
250 ml Olivenöl
100 ml Balsamico-Essig
5–6 Knoblauchzehen
1 Rosmarinzweig
2 Lorbeerblätter
½ TL Zimt
5–10 ganze Pfefferkörner
Salz

Zubereitung:
Das Lammfleisch in Stücke schneiden. In Olivenöl von allen Seiten kross anbraten. Beiseite stellen.

Tomaten waschen, enthäuten, in Stücke schneiden.

Tomaten, Lammstücke, ganze Knoblauchzehen, Lorbeerblätter,

Rosmarinzweig in den Topf geben. Zimt dazugeben, 5–10 Pfefferkörner (je nach Vorliebe) und salzen. Topf mit Wasser auffüllen, bis Fleischstücke ganz mit Wasser bedeckt sind.

Auf mittlerer Stufe eine Stunde kochen.

Zwiebel schälen. Im Ganzen in den Topf dazugeben. Ca. ½ Stunde (bis 45 Minuten) weiterkochen.

Dieses köstliche Gericht ist fertig, wenn die Zwiebeln soft gekocht sind und die Soße eingedickt ist.

Das Lamm-Stifado schmeckt am besten mit Reis oder Brot.

Auch morgen noch vital – Best Aging als Lebenseinstellung

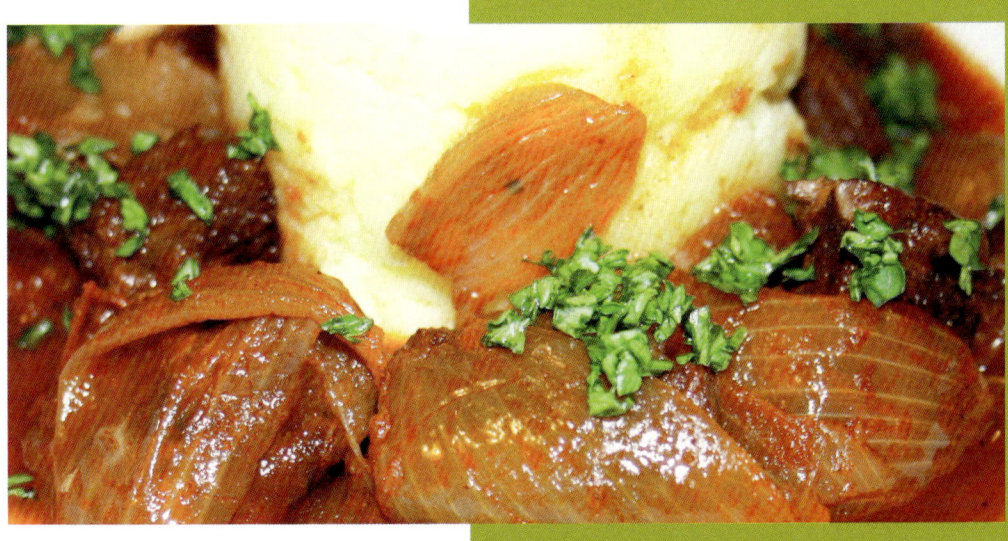

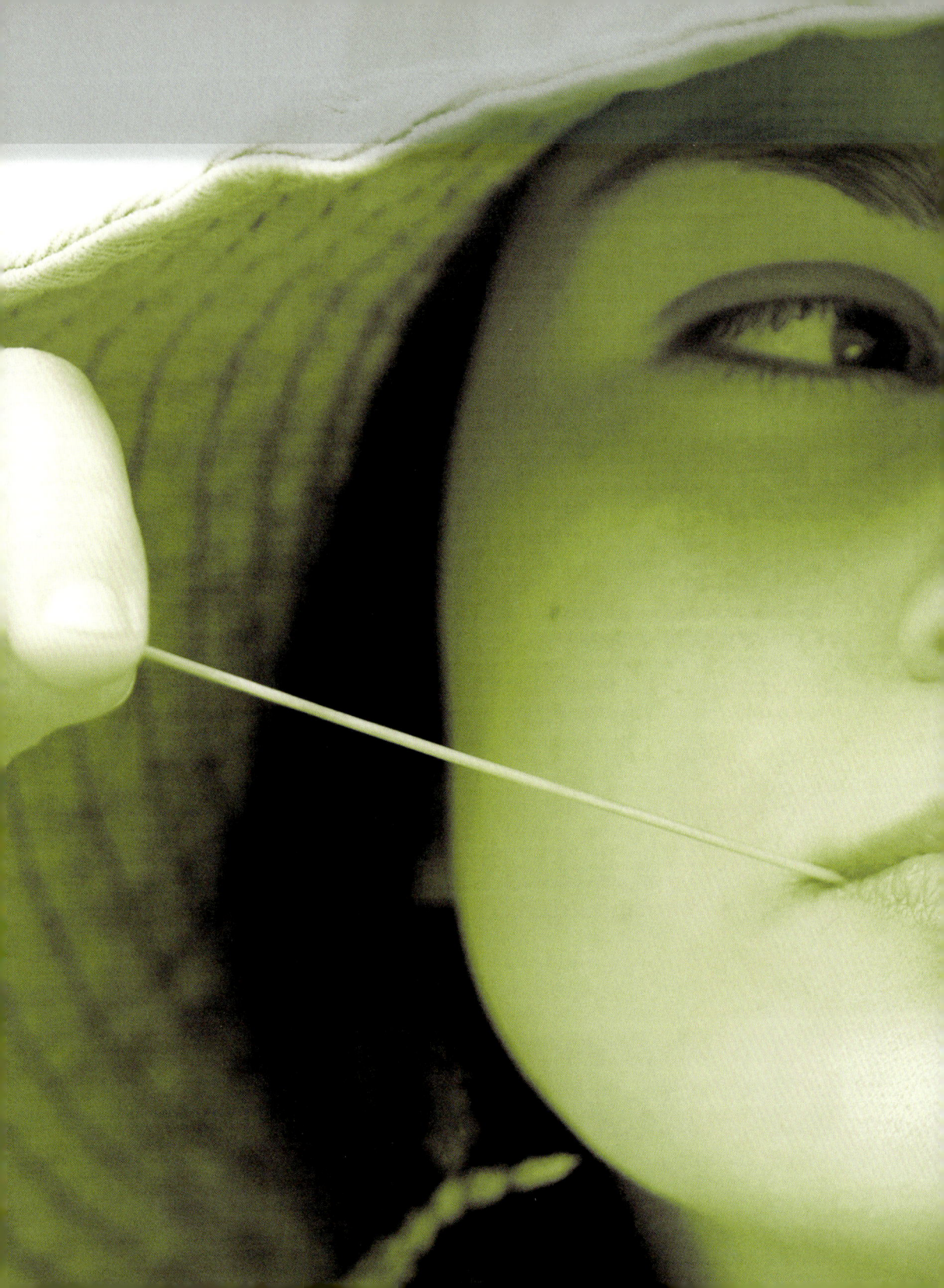

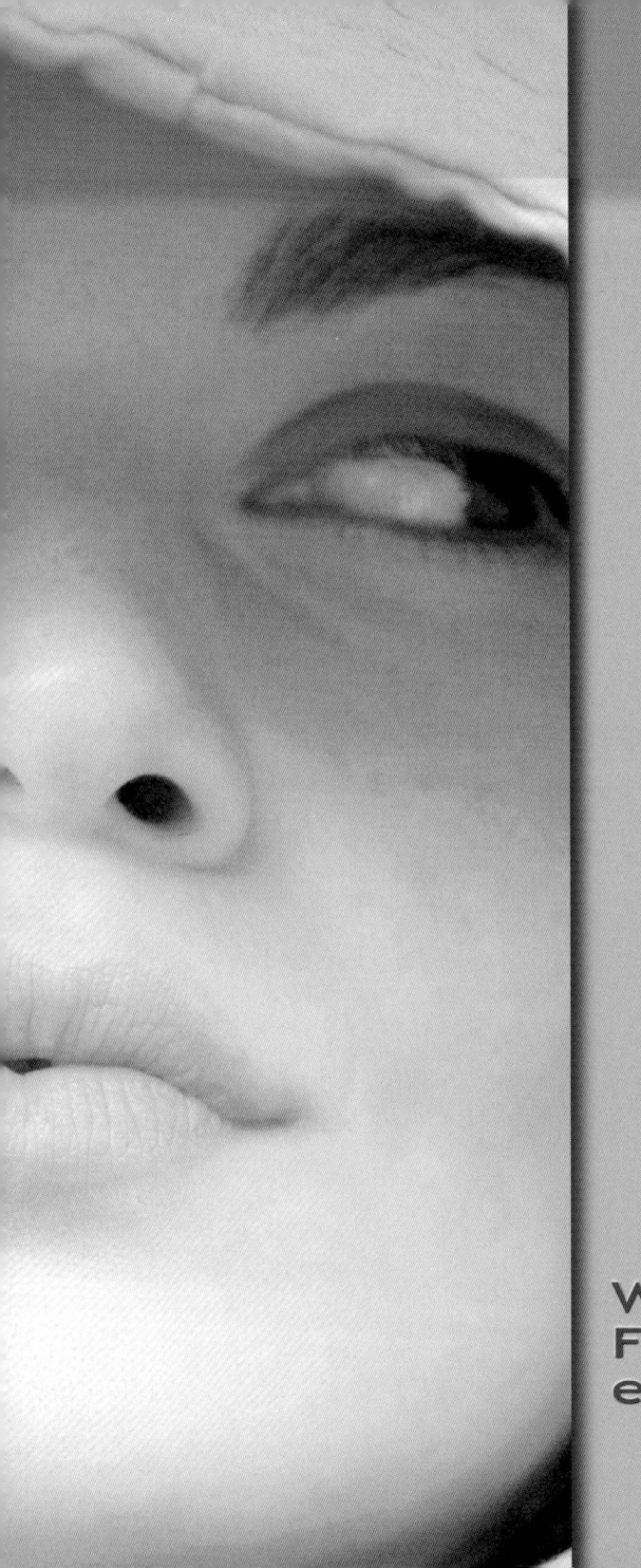

Wie ein Fertigpräparat entsteht

Thomas Klein
Pflanzenkraft für die Frau

Wie ein Fertigpräparat entsteht

Wenn es nach hohen Qualitätsstandards erzeugt ist, kann ein Fertigprodukt eine sinnvolle Wahl sein. In diesem Zusammenhang haben Sie sich vielleicht schon einmal gefragt, wie die Pflanzen eigentlich in die Kapseln oder Tabletten kommen. Im Folgenden erhalten Sie einen Überblick über die wichtigsten Schritte.

1. Das Ausgangsmaterial wird gesammelt. Hier ist bereits die Grundlage für ein gutes Produkt gelegt. Denn nur wenn ein kontrollierter, am besten biologischer Anbau stattfindet, können Sie davon ausgehen, dass die Pflanzen frei von Schadstoffen sind.

2. Das Ausgangsmaterial – je nach Bedarf sind das Blüten, Wurzeln, Blätter, Früchte oder die gesamte Pflanze – wird getrocknet und geschnitten.

3. Die getrockneten, geschnittenen Pflanzen werden etwa mit der zehnfachen Menge Auszugsmittel übergossen. Dies ist meist eine Mischung aus Alkohol (Ethanol) und etwas Wasser. Hier entscheidet das Alkohol-Wasser-Verhältnis des Auszugsmittels, ob eher die fettlöslichen oder wässrigen Anteile extrahiert werden.

4. Sind die Pflanzen lang genug in der Flüssigkeit gelegen, ist ein Auszug, auch Flüssigextrakt genannt, entstanden.

5. Im nächsten Schritt wird die Lösungsflüssigkeit verdampft.

6. Zurück bleibt ein Trockenextrakt, ein Pulver, das alle Wirkstoffe enthält und durch kleinere weitere Bearbeitungsschritte rieselfähig gemacht wird.

7. Der Trockenextrakt wird in pharmazeutischen Darreichungsformen wie Kapseln oder Tabletten gepackt. Bei Tabletten sind die Inhaltsstoffe besonders gut geschützt, die Einzel-Verpackung in Blistern bringt darüber hinaus hygienische Vorteile.

Wie ein Fertigpräparat entsteht

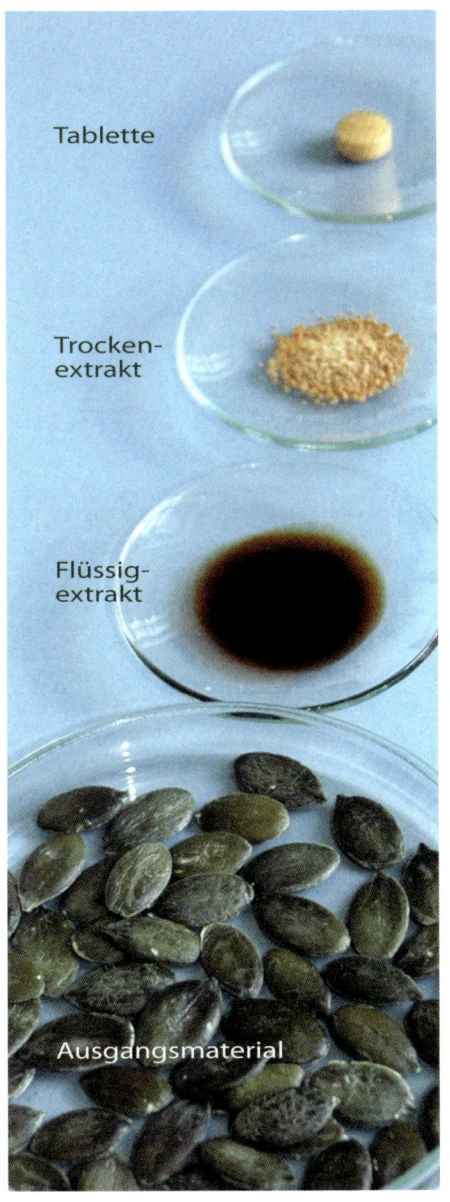

Tablette

Trocken-extrakt

Flüssig-extrakt

Ausgangsmaterial

Thomas Klein
Pflanzenkraft für die Frau

Wie eingangs erwähnt, sollten alle diese Schritte regelmäßig auf ihre Qualität kontrolliert werden. Am besten lassen Sie sich von Arzt oder Apotheker beraten, gute Produkte sind zertifiziert. Es ist zu erwarten, dass bei Fertigpräparaten aus der Apotheke – besonders bei pflanzlichen Arzneimitteln – hochwertige Produktionsprozesse garantiert sind. Von Bestellungen bei dubiosen Internetanbietern hingegen ist dringend abzuraten, hier sind gesundheitsgefährdende Produktfälschungen und unsaubere Herstellungsmethoden keine Seltenheit!

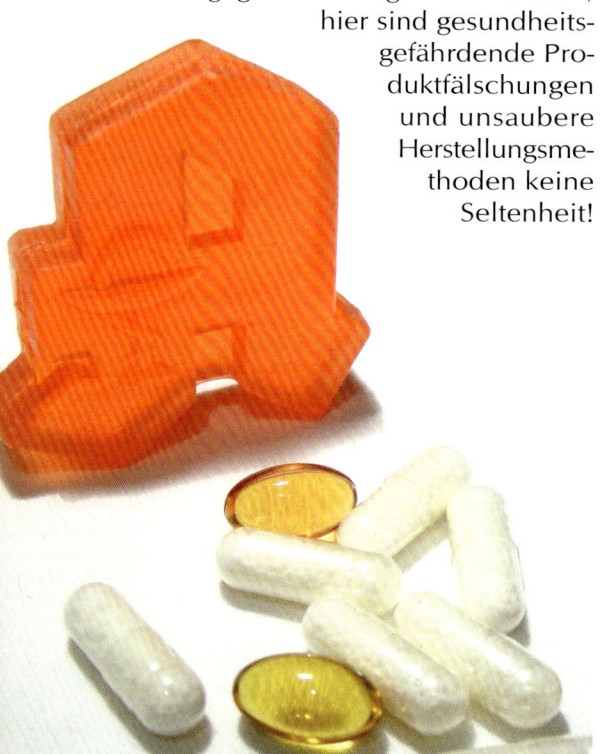

Primäre und sekundäre Pflanzenstoffe

Wichtig für das Verständnis der pflanzlichen Heilkunde ist die Tatsache, dass es in der Pflanze zwei verschiedene Arten von Stoffen gibt:

1. **Die primären Pflanzenstoffe:** das sind Kohlenhydrate, Proteine und Fette – sie dienen dem Energiestoffwechsel und dem Aufbau der Pflanze (z.B. Zellulose).

2. **Die sekundären Pflanzenstoffe:** Zu Ihnen gehören etwa die Polyphenole, die sich wieder in viele weitere Untergruppen aufteilen, aber auch andere Stoffe, wie etwa Gerbsäuren oder Iridoide. All die sekundären Pflanzenstoffe dienen nicht der Energiegewinnung oder dem strukturellen Aufbau der Pflanze, sondern haben andere wichtige Aufgaben (z.B. Abwehr von Fressfeinden und Bakterien, Signalisieren durch leuchtende Farben, Schutz vor harter UV-Strahlung u.a.). Sekundäre Pflanzenstoffe sind diejenigen Stoffe, die im Menschen verschiedenste medizinische Wirkungen entfalten und daher für die Phytotherapie besonders interessant sind.

Diese wertvollen sekundären Pflanzenstoffe werden zum Beispiel in hoher Dosierung in der oben beschriebenen Herstellung eines Trockenextrakts gewonnen. Aber Sie kennen die sekundären Pflanzenstoffe auch aus dem Alltag. Immer wenn Sie einen Tee machen, lösen Sie durch das heiße Wasser aus dem festen Pflanzenmaterial im Teebeutel die sekundären Pflanzenstoffe. Die weitgehend wertlosen primären Pflanzenstoffe bleiben im Beutel. Wenn Sie nun vergessen, Ihren Tee auszutrinken, verdunstet das Wasser mit der Zeit und es bleibt ein meist dunkler Rand in der Tasse – das ist im Wesentlichen der Trockenextrakt aus der Teepflanze!

Wie ein Fertigpräparat entsteht

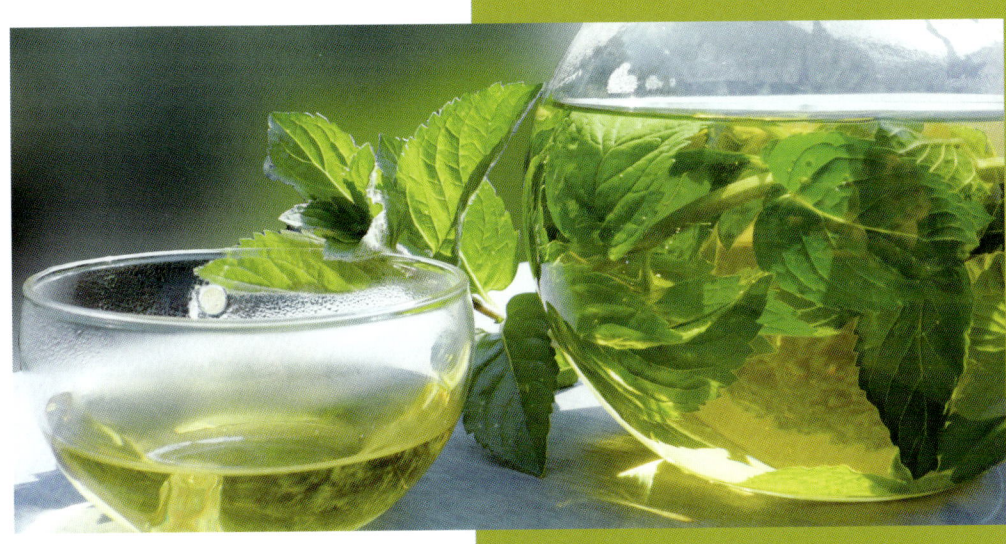

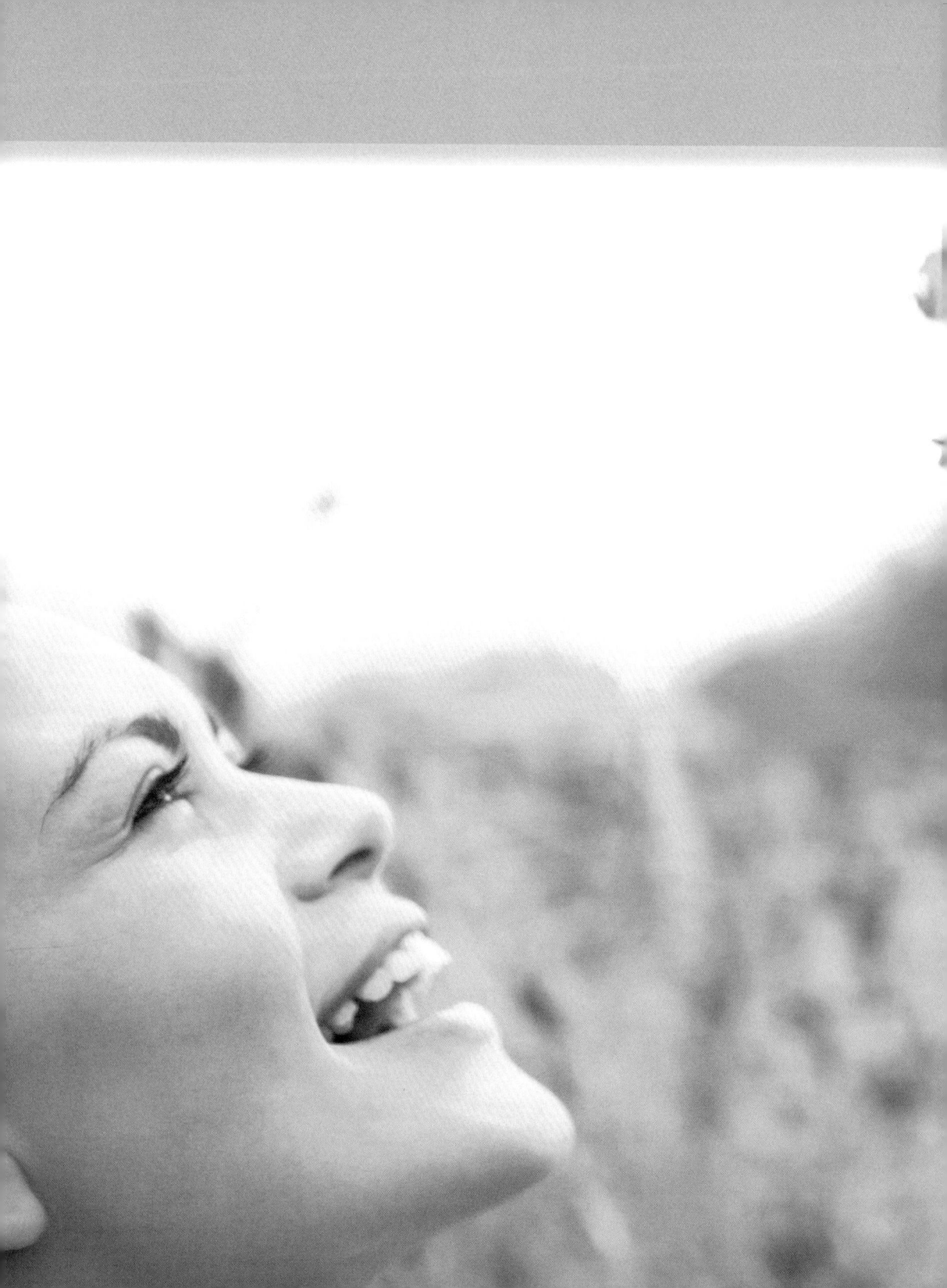

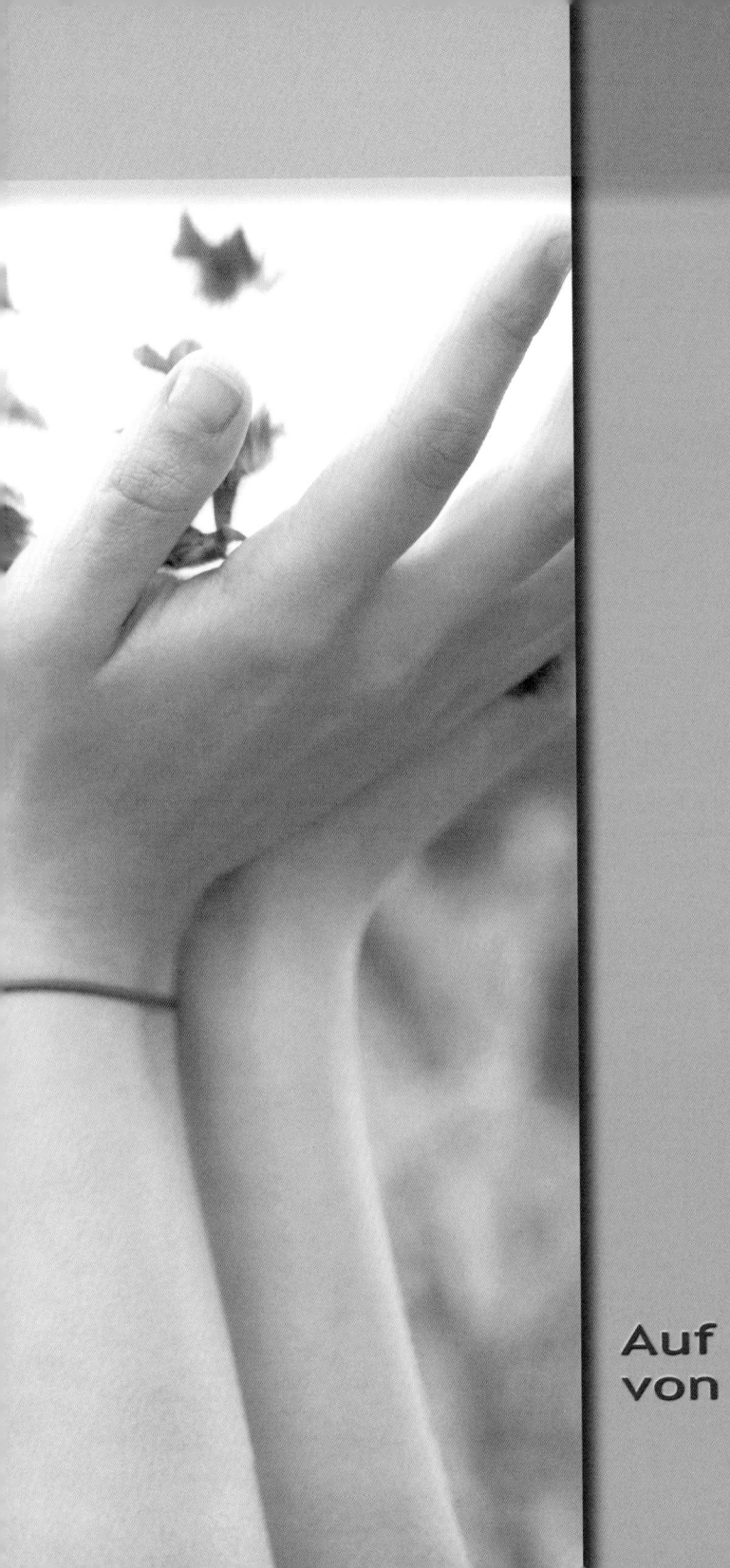

Auf einen Blick von A bis Z

Thomas Klein
Pflanzenkraft für die Frau

Auf einen Blick von A bis Z

Welche Pflanzen werden wo eingesetzt?

Angst	Passionsblume, Johanniskraut
Best Aging	Knoblauch, Trauben (Resveratrol)
Blasenschwäche	Kürbis
Entgiftung	Mariendistel
Geistige Vitalität	Ginseng
Gefäßschutz, Blutdruck	Knoblauch
Harnwegsinfekt	Cranberry, Meerrettich, Kresse, Birke
Innere Unruhe	Passionsblume
Prämenstruelles Syndrom	Mönchspfeffer
Seelische Verstimmung, Niedergeschlagenheit	Johanniskraut
Schlafstörung	Baldrian, Melisse, Lavendel, Passionsblume, Hopfen, Johanniskraut
Stress	Passionsblume, Baldrian, Melisse
Verdauung	Artischocke
Wechselbeschwerden	Isoflavone aus Soja und Rotklee, Traubensilberkerze

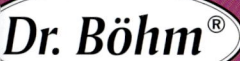

QUALITÄT AUS IHRER APOTHEKE

Pflanzenkraft
für die Frauengesundheit

Frauen, die ihrer Familie und sich Gutes tun wollen, schätzen pflanzliche Präparate (Phytoprodukte) wegen ihrer sanften, aber effektiven Wirkung. Dr. Böhm® widmet seine Aufmerksamkeit und Forschung seit jeher der Pflanze und entwickelte eine Reihe von Phytoprodukten, die alle nach den höchsten pharmazeutischen Herstellungsrichtlinien (GMP) entwickelt und produziert werden.
Qualität, die Vertrauen schafft!

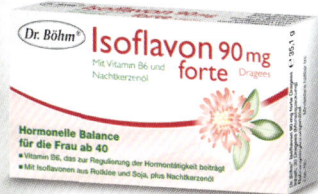

Ausgeglichenheit für die Frau ab 40
Dr. Böhm® Isoflavon

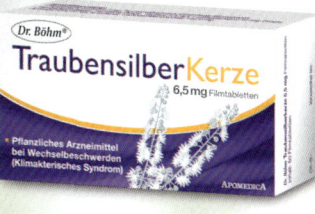

Bei Wechselbeschwerden
Dr. Böhm® TraubensilberKerze*

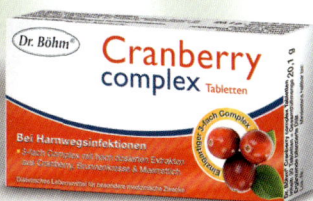

Bei Harnwegsinfektionen
Dr. Böhm® Cranberry complex**

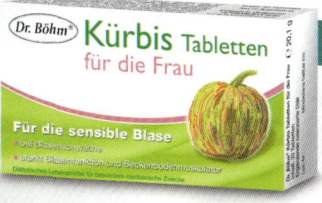

Bei Blasenschwäche
Dr. Böhm® Kürbis für die Frau**

*Pflanzliches Arzneimittel. Über Wirkung und mögliche unerwünschte Wirkungen informieren Gebrauchsinformation, Arzt oder Apotheker. **Diätetisches Lebensmittel für besondere medizinische Zwecke.

Dr. Böhm®: Qualität, die Vertrauen schafft – mit der Sicherheit eines GMP-zertifizierten pharmazeutischen Unternehmens.

Thomas Klein
Pflanzenkraft für die Frau

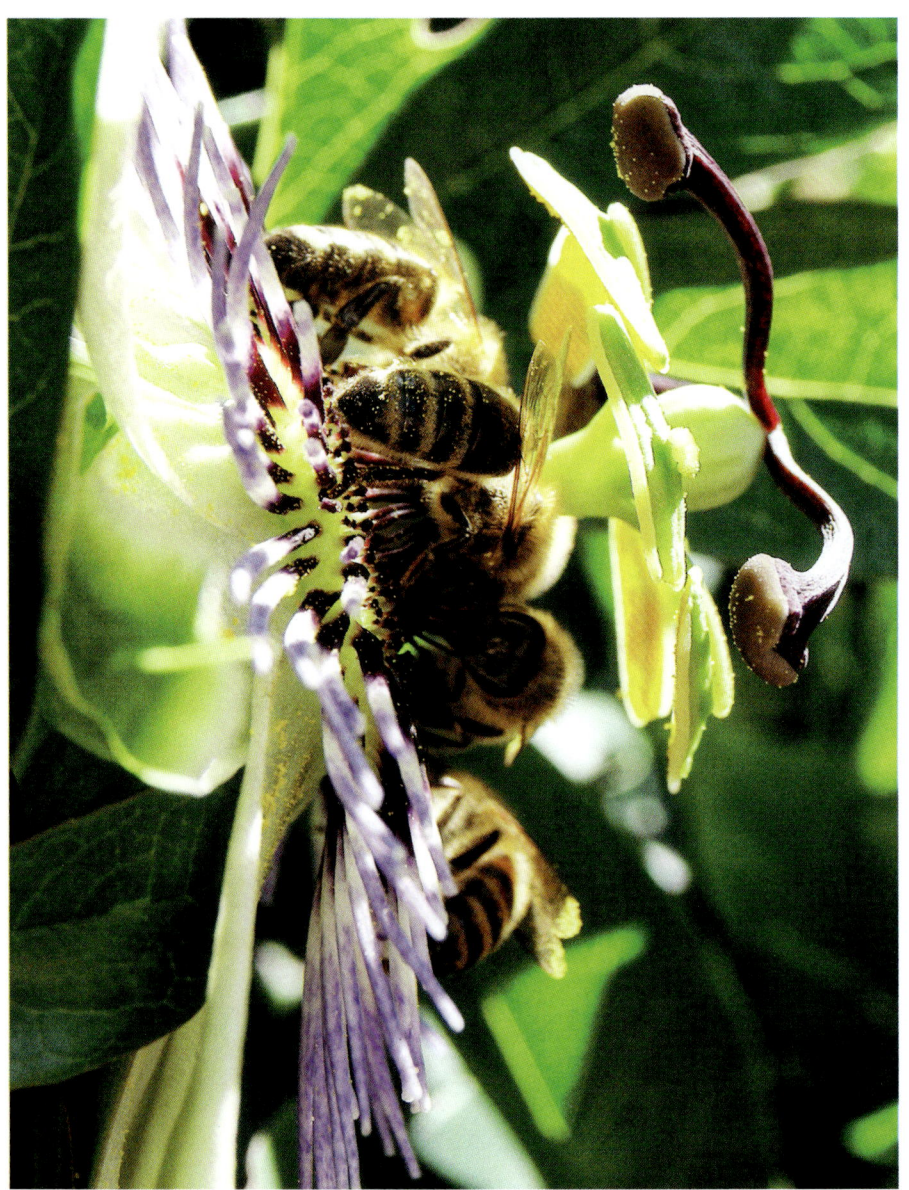

Glossar

Allicin
Stoff aus dem Knoblauch, der nach Umwandlung aus Alliin entsteht und für die gefäßschützende Wirkung verantwortlich ist.

Burnout
Gefühl der Leere und des „Ausgebranntseins" aufgrund längerer hoher psychischer Belastung.

Depressive Verstimmung
Seelischer Verstimmungszustand mit Niedergeschlagenheit und wenig Antrieb, aber noch keine Depression.

Dysstress
Belastungsreaktion des Körpers auf negativ empfundene Stressreize – kann auf Dauer gesundheitsschädigend wirken und körperliche wie auch seelische Schäden hervorrufen.

Extrakt
Konzentrierter Auszug aus Pflanzen, wobei Wasser oder Alkohol verwendet werden kann. Wird das Lösungsmittel wieder entzogen, spricht man vom „Trockenextrakt".

Flavonoide
In Pflanzen weit verbreitete Gruppe von wertvollen Stoffen, die auch oft für die Farbvielfalt verantwortlich sind. Aus der Passionsblume gewonnene Flavonoide sorgen für einen entspannenden Effekt bei der Stressbelastung.

Harninkontinenz
Schwierigkeit, den Harn zu halten. Am häufigsten durch Druckerhöhung im Bauchraum bei Belastungen wie Treppensteigen oder auch schon beim Lachen.

Isoflavone
Gruppe von sekundären Pflanzenstoffen, die bei Wechselbeschwerden eingesetzt werden. Kommen in größerer Menge zum Beispiel in Soja und Rotklee vor.

Mediterrane Kost
Klassische Ernährung im Mittelmeerraum mit gesundheitsfördernden Effekten. Enthält

Thomas Klein
Pflanzenkraft für die Frau

oft Oliven(öl), Gewürze, Fisch, viel Gemüse, Trauben oder Rotwein.

Menopause
Zeitpunkt der letzten Regelblutung im Leben einer Frau.

Myokine
Hormonähnliche Botenstoffe, die von der Muskulatur des Menschen bei Bewegung ausgeschüttet werden und einen gesundheitsfördernden Effekt haben.

Prämenstruelles Syndrom (PMS)
Komplexes Beschwerdebild 4–14 Tage vor der Regelblutung mit Gereiztheit, Spannungsgefühl in den Brüsten, Kopfschmerzen.

Proanthocyanidine
Inhaltsstoffe der Cranberry, die den Bakterien das Anhaften an der Blasenschleimhaut erschweren. Höhere Mengen sind wichtig für die Wirkung bei Harnwegsinfekten.

Prolaktin
Hormon aus dem Hypophysenvorderlappen. Wichtig in Schwangerschaft und Stillzeit, aber auch ursächlich am Prämenstruellen Syndrom beteiligt.

Resveratrol
Starker Radikalfänger aus Trauben und Rotwein. Öfter auch als „Anti-Aging"-Mittel bezeichnet.

Senfölglycoside
Sekundäre Pflanzenstoffe, mit denen sich z.B. Meerrettich, Senf, Brunnen- oder Kapuzinerkresse gegen Schädlinge wehren. Wirken hemmend auf das Wachstum von Bakterien.

Silymarin
Wirkstoffgemisch der Mariendistel mit leberschützender Wirkung.

Tinktur
Flüssiger Extrakt aus pflanzlichen oder tierischen Ausgangsstoffen, der mittels eines Extraktionsmittels (meist Alkohol) hergestellt wurde.

Wechseljahre
Der Zeitraum vor und nach der letzten Regelblutung (Menopause).

Literatur

Bäumler S.
Heilpflanzenpraxis heute. Portraits-Rezepturen-Anwendungen. Urban & Fischer Verlag/Elsevier GmbH 2007

Bühring U.
Praxis-Lehrbuch der modernen Heilpflanzenkunde: Grundlagen – Anwendung – Therapie. Haug 2011

ESCOP Monographs 2003 & ESCOP Monographs 2nd Edition 2009.
Thieme Verlag.

Fintelmann V.
Lehrbuch Phytotherapie. Hippokrates 2009

Gerhard I., von Ganski N.
Die neue Pflanzenheilkunde für Frauen. ZS Verlag Zabert Sandmann GmbH

Kraft K.
Checkliste Phytotherapie. Thieme 2000

Schilcher H., Kammerer S., Wegener T.
Leitfaden Phytotherapie. Urban & Fischer Verlag/Elsevier GmbH 2010

Schunder-Tatzber. S.
Heilen mit Pflanzen. Einsatzmöglichkeiten und Grenzen. Verlagshaus der Ärzte 2005

Wiesenauer W.
PhytoPraxis. Springer 2013

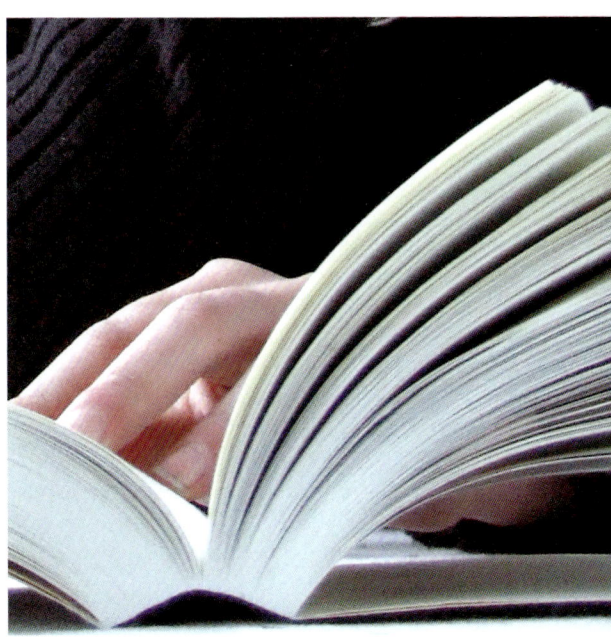

Über den Autor

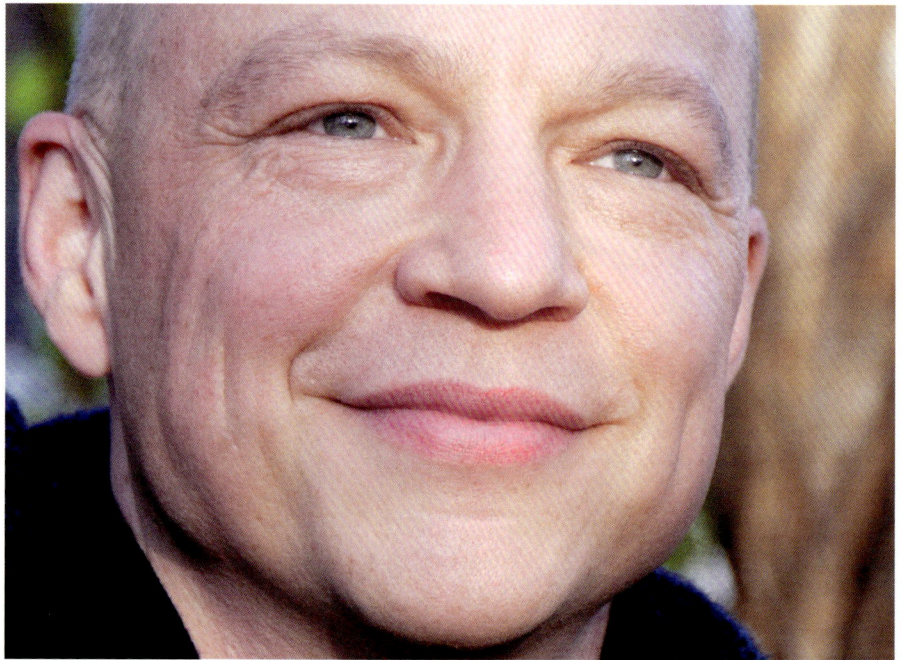

Dr. med. univ. Thomas Klein, MSc ist wissenschaftlicher Autor mit zahlreichen Publikationen in Fach- und Laienmedien. Sein Blog (www.health-expert.at) „Health Expert" berichtet in regelmäßigen Abständen über Themen aus der Welt der Gesundheit. Schwerpunkte der Artikel sind die pflanzliche Unterstützung des Körpers und die Bedeutung von Vital- und Mineralstoffen.

Ordination Dr. Klein

Dr. Thomas Klein betreibt im Herzen von Graz eine allgemeinmedizinische Wahlarztpraxis mit den Schwerpunkten Ganzheitsmedizin und pflanzliche Therapieformen.

Weitere Informationen zu Therapieangebot und Terminvergabe unter www.wahlarzt-graz.at.

Abbildungsnachweis

Lisa Hahsler: 40, 42, 46, 57, 58, 59, 60, 61

Mani Olivenprodukte: 114

Maria Anna Kuzmits: 109

Martin Schrampf: 21, 37, 48, 62, 65, 70, 73, 85, 86, 89 (beide Fotos), 101, 108 (links), 111

PhotoAlto: 12, 31, 75, 81, 90, 98, 120/21, 126/27

Thomas Klein: 123, 134

Wikipedia: 17 (Arne Martin), 25 (Thomas Steiner), 34 (H. Zell), 45 (Keith Weller), 108 rechts (BrückeOsteuropa)

www.fotolia.com: 22/23 (Eléonore H), 26 (bouleyp), 28 (rob3000), 41 (absolutimages), 52 (wosczynamathias), 68 (eakn5409; erweitert von Lisa Hahsler), 102/103 (Peter Atkins), 113 (kitchenkiss), 115 (Corinna Gissemann)

www.pixelio.de: 2 (Konstantin Gastmann), 4 (Melling Rondell), 9 (Marlies Schwarzin), 10/11 (Tim Reckmann), 15 (Julien Christ), 16 (Sabine Weiße), 19 (ds), 20 (cameraobscura), 32 (gänseblümchen), 38/39 (Susan Hauke), 47 (Grace Winter), 49 (kaemte), 50/51 (Rainer Sturm), 55 (Tim Reckmann), 63 (Gabriele Planthaber), 64 (chocolat01), 66/67 (Bernd Kasper), 76/77 (Konstantin Gastmann), 78 (Rainer Sturm), 83 (kristina), 88 (Sigrid Rossmann), 91 (Jörg Klemme), 92/93 (www.jenafoto24.de), 95 (Jutta Rotter), 96 (Joujou), 99 (Manfred Boelke), 105 (Andreas Stix), 106 (Helmut J. Salzer), 110 (Verena N), 112 (Margot Kessler), 116 (Paul-Georg Meister), 118 (Rotus), 119 (W.R. Wagner), 124 (knipseline), 125 (Sigrid Rossmann), 130 (Gabriela Neumeier), 133 (Rainer Sturm)

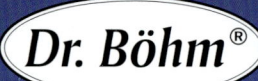

QUALITÄT AUS IHRER APOTHEKE

Pflanzenkraft
für Nerven & Seele

Dr. Böhm® ist seit mehr als drei Jahrzehnten der Spezialist für rezeptfreie pflanzliche Arzneimittel in verschiedenen Anwendungsgebieten. Eine besondere Kompetenz liegt im Bereich Nerven und Seele.

Schlafprobleme?

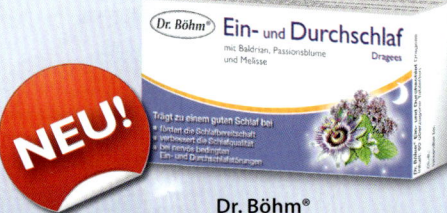

Dr. Böhm®
Ein- und Durchschlaf*

Stress, Unruhe?

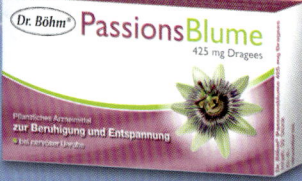

Dr. Böhm®
Passionsblume*

Niedergeschlagen

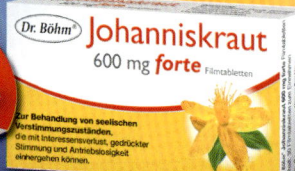

Dr. Böhm®
Johanniskraut

Pflanzliches Arzneimittel. Über Wirkung und mögliche unerwünschte Wirkungen informieren Gebrauchsinformation, Arzt oder Apotheker.
*Die Anwendung dieses traditionellen pflanzlichen Arzneimittels in den genannten Anwendungsgebieten beruht ausschließlich auf langjähriger Verwendung.

Dr. Böhm®: Qualität, die Vertrauen schafft – mit der Sicherheit eines GMP-zertifizierten pharmazeutischen Unternehmens.